헬스는 쪼렙입니다만

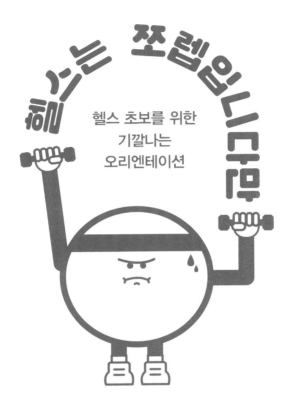

헬스는 쪼렙입니다만

헬스 초보를 위한
기깔나는
오리엔테이션

수피 지음

한문화

일단 읽고 시작하자

이 책은 생활 운동을 처음 시작하는 일반인, 흔히 '헬린이'라 불리는 이들을 위해 쓴 운동 소개서다. 상황으로 대입하자면 난생 처음 운동을 시작하려는 회원에게 오리엔테이션을 하는 트레이너, 그것도 뼈만 골라 때리는 성격 까칠한 트레이너가 쓰는 글이라고 할 수 있겠다.

무릇 트레이너라면 자기 프로필부터 광고하듯이, 여기서도 필자 소개부터 해야겠다. 필자는 2006년부터 '수피의 건강한 운동 이야기'를 운영하고 있는 16년차 블로거이고, 그동안 《헬스의 정석 – 이론편》, 《헬스의 정석 – 근력운동편》, 《다이어트의 정석》, 《홈트의 정석》을 출간했다. 운동 오래 한 일반인 선배일 뿐 트레이너도, 헬스장 업주도 아니다. 엔지니어가 본업이고, 취미로 SF와 판타지 소설을 쓰는 작가이면서 27년쯤 전부터 운동을 해온 아마추어 운동인이다. 어릴 때부터, 아니 지금도 여전히 몸치이다 보니 운동이 커리어의 일부가 될 줄은 상상도 못 했다.

이런 문어발식 커리어도 나름 역사가 길다. 청소년기엔 스티븐 호킹 박사의 팬으로 이론물리학자가 꿈이었지만, 한편으로는 10살 무렵부터 소설 쓰기에 빠졌으니 그때부터 관심사의 정체성이 모호했던 것도 같다. 막상 대입에서는 (수험생 상당수가 그렇듯) 취직 잘 되는 공대로 진학하며 삐딱선을 탔는데, 모 대기업 다니다가 IMF로 뒤통수 제대로 맞고 유학에 고시공부에 별의별 외도를 다 하다가 이전에 했던 운동에 뜬금없이 발이 빠져버렸다. 결국 문과, 이과, 예체능을 다 섭렵하는(?) 이상한 커리어를 갖게 됐다.

어쨌든 지금은 직장을 다니는 엔지니어이자 글 쓰는 프리랜서, 아마추어 운동인으로, 운동 공급자보다는 소비자의 입장에서 글을 쓰는 인플루언서로 활동 중이다. 이 책은 사회생활을 하는 일반인 초보자를 대상으로 유산소운동과 근력운동에 무게를 두고 썼다.

일반인 대상이라고 굳이 콕 집은 건 이유가 있다. 온·오프라인의 운동 자료들 대다수가 보디빌더, 직업 선수, 전업 인플루언서나 소수의 상급 매니아 같은 넘사벽의 사람들을 목표로 설명한다. 그런데 레벨이 높아질수록 노력 대비 수확은 줄어든다. 이네들은 완벽에 다다르는 마지막 10%를 위해 효율 따위는 포기하는 부류다.

하지만 사회생활을 하는 직장인과 학생들에게는 본업과 가족, 자기계발이 더 중요하다. '최고로 좋은 운동'보다는 '최고로 효율적인 운동'이 필요하다. 손만 뻗으면 쉽게 따먹을 수 있는 90%로도 건강과 체력, 남들 앞에서 뽐낼 수준의 몸을 갖기에 부족함이 없다. 마지막

10%까지 마저 도전할지는 쉽게 딴 과실을 다 먹어치운 다음 생각할 일이지 시작부터 설레발칠 이슈는 아니다. 그게 이 책을 쓴 이유다.

마지막으로, 필자의 블로그나 이미 출간된 책들을 본 분들은 이 책의 다소 거친 표현과 내용이 낯설 수도 있겠다. 이 책은 왕초보 대상이니 구구절절 이론을 설명한 후 여러 선택지 중 골라보란 식보다는 강하게 이끌어주는 게 나을 것 같았다. 그래서 자세한 설명보다는 대놓고 방향을 제시하는, 입 걸고 불친절한 가이드북을 쓰기로 했다.

그렇게 죽이 되든 밥이 되든 부딪쳐 보면 '왜?'라는 질문이 떠오르고 더 구체적인 내용이 궁금해질 거다. 그렇게 한 단계 더 도약하려면 그땐 필자의 대표작인 《헬스의 정석》 시리즈를 참고하시라.

건투를 빈다!

2023년 새해 벽두에
수피

차례

3강 _ 첫 출석

1강

지금의 몸은
내가 살아온 결과물이다

헬스장에 처음 등록하면 트레이너와 상담을 하고, 체중이나 체성분을 재고, 몸 상태에 관해 설명을 듣는다. 트레이너와 함께 헬스장을 돌면서 기구 설명을 듣고, 트레이너에 따라서는 운동 프로그램을 짜주기도 한다. 이 과정을 흔히 오리엔테이션(OT)이라고 한다.

솔직히 요즘 헬스장 오리엔테이션은 개인 트레이닝(PT)을 권하는 영업이 절반이다. 그냥 영업 정도라면 좋은데. 가끔은 강매에 가까워 물의를 빚기도 한다. 영업이라면 질색팔색하는 사람들은 이 꼴 보기 싫어서 아예 헬스장을 안 가고 집에서 홈 트레이닝만 하기도 한다. 다행히 수피의 헬스장에는 PT 영업은 없으니 걱정 마시라. 대신, 뼈만 골라 때리는 독한 소리는 풍년일 테니 각오하자.

이번 강의는 방향만 제시하고, 복잡한 설명은 나중으로 미룬다. 완벽하게 준비한 후 시작하려는 분들도 있는데, 실패하며 배운 게 오래 남는 법이니 일단 맨땅에 헤딩부터 하자. 왜 헤딩부터 시키냐고? 하다보면 알게 된다!

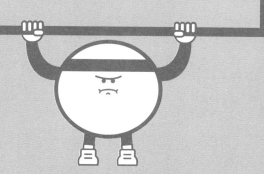

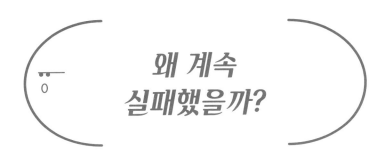

왜 계속
실패했을까?

이 책을 집어든 사람들의 태반은 몸만들기든, 다이어트든 했다가 때려치워 본 적이 있을 것이다. 그럼 지난 문제부터 짚어보자.

몸만들기에 실패하는 가장 큰 원인은 겉으로만 보면 '의지력'이다. 계획만 빽적지근하게 짜놓고 헬스장 등록 후 나간 건 고작 3일이라든지, 큰돈 들여 산 운동기구는 비싼 빨래걸이로 전락했다든지, 생각해보면 내 의지력을 탓하면서 벽에 머리라도 찧고 싶은 기억들 천지다. 그런데 누군가는 의지력을 발휘해 몸짱이 되고 그걸 평생 유지한다. 그런 사람들과 내가 다른 게 대체 뭘까?

[원흉1] 애당초 말도 안 되는 목표
아무리 게으른 사람도 하루 만에 체지방이 1kg씩 빠지거나 근육이 팍팍 늘어난다면 없던 의지력도 치솟을 거다. 그런데 현실에선 그 10분의 1, 아니 100분의 1도 힘들다. 문제는 내게 그따위 허상을 심어주는 빌어먹을 놈들이 꼭 있다는 거다.

지금까지 실패했을 때의 기대치들을 솔직히 돌아보자. '집에서 팔굽혀펴기 두 달 해서 몸짱 아무개처럼 되기', '한 달에 10kg 빼기' 같은 황당무계한 목표치로 시작하지 않았던가? '한 달에 1kg 빼기도 어려워요!'라는 사실을 진즉 알았다면 애당초 시작도 안 했거나(그럼 실패할 일도 없다!), 최소한 마음의 준비라도 했을 거다.

이런 황당무계한 기대치는 욕심이 과한 탓도 있겠지만 아마도 어딘가에서 들은 잘못된 정보, 경험담 탓일 거다. 광고나 SNS 등에는 '시키는 대로만 하면' 다시 태어나는 수준으로 변신할 것 같은 뉘앙스의 헛소리가 정말 많다. 좋은 동영상 채널도 있는 반면, 낚시성 제목으로 클릭 수와 보는 사람 혈압만 높이는 헛소리 채널이 한둘이 아니다. 피트니스, 굳이 더 좁히자면 다이어트 쪽에 특히 더 많다. 이런 작자들이 당신의 몸만들기를 망쳐놓는다.

[원흉2] 지속 가능성?

다이어트든, 근육 키우기든 관건은 일단 몸을 만들고 그걸 남은 평생 유지하자는 거다. 여기서 섬뜩한 조언을 하나 하자면, 늙어죽는 날까지 '성공' 따위는 없다. 다이어트로 30kg을 뺐어도 1단계 달성일 뿐 성공이 아니다. 젊을 때 5년간 몸짱이었다가 나이 마흔에 배 나온

아저씨, 아줌마가 된다면 '라떼는 말이야~'를 남발하는 애잔한 중년이 될 뿐이다. 그런데도 사람들은 만들기에만 신경 쓰고 그걸 어떻게 유지할지는 관심 밖이다.

그럼 실패의 아이콘인 다이어트부터 보자. 주변에 다이어트 중인 사람이 있다면(설마 없을 리가?) 끝나면 뭘 먹을지 물어보자. 자신에게 물어보면 더 좋다. 그동안 못 먹었던 것 먹고 싶다고? 미안하지만 이미 실패에 한 발 들여놓았다.

그럼 이전에 실패했을 때를 돌아보자. 점점 의욕을 잃다가 어느날 '에라 모르겠다' 하고 식욕이 터져 중도 포기했거나, 목표까지는 어찌어찌 갔지만 도로 야금야금 늘어 지금이 됐을 거다. 그러면서 속으로는 '빌어먹을 요요 때문에'를 곱씹고 있지 않은가?

뭐가 잘못됐는지 파악했는가? 뚱뚱할 때의 다이어트 식단이 살을 뺀 뒤의 일상 식단이어야 한다. 가벼워진 만큼 에너지도 덜 필요하니 덜 먹어야 한단 얘기다. 요요니 뭐니 잡다한 말로 합리화하지 말자. 작은 차가 기름 덜 먹는 것처럼, 마른 사람은 원래 적게 먹는다. 적게 먹고는 못 살겠다면 마른 몸은 포기해라. 적당한 살집과 근육이 있는 몸으로 현실적인 타협을 해라. 이건 농담이 아니다.

그럼 근육 만들기는 어떨까? 몸짱이 근육을 유지하려면 최소한 그걸 만들 때 수준의 운동과 식단 관리는 계속해야 한다. 그럼 딱 제자리는 지킨다. 더 늘리고 싶다고? 뭘 물어, 당연히 더 빡세게 해야지!

중년남자들의 단골 멘트가 '군대 있을 때는 참 몸이 좋았지'다.

군대에 다시 가라고는 못 하겠고, 군대 있을 때 몸이 되려면 그때만큼 '계속' 몸을 쓰면 된다. 그때와 똑같은 운동까지는 아니더라도 비슷한 수준의 운동을 계속 해야 한다. 못 하는 순간 조금씩 이전으로 돌아간다.

다이어트든 근육이든 만든 몸을 유지하는 사람들의 무기란 별거 없다. 해놓고 끝내는 게 아니라 평생 한다는 거다. 이걸 미리 마음에 새기지 않으면 당신은 1년 후에 또 몸 만드는 법을 찾고 있을 거다.

[원흉3] 쓸데없이 너무 많은 정보

몸을 만드는 이론은 사실 대단할 게 없다. 살을 빼고 싶으면 적게 먹고, 근육을 붙이고 싶으면 많이 먹으면서 빡세게 운동하면 된다. 땡! 오리엔테이션 끝났으니 이제 하산하시라.

가만, 그런데 현실을 보자. 명문대 가려면 공부 열심히 하면 된다. 문제는 안 한다는 거다. 몸만들기도 똑같다. 몸만들기의 원칙은 99% 밝혀져 있다. 몰라서가 아니라 안 해서 망한다. 어떡해서든 원칙을 피해 보려고 귀에 솔깃한 헛소리만 쫓아다닌다.

문제는 정보가 없는 게 아니라 너무 많다는 거다. 자극적인 동영상, 상업적인 건강 프로그램 등등에서 정보가 토할 만큼 쏟아진다. 다이어트 커뮤니티 같은 '마계'까지 드나들 정도면 정보에 깔려 죽는다. 원칙대로 자알~ 다이어트나 운동을 하려다가도 꼭 빌어먹을 놈이 나타나 신박한 논문을 흔들며 '굶지 않고도 살 뺄 수 있음!', '한 달 만에 근육량 3kg 늘리는 기적의 운동법!' 따위의 헛소리를 해댄다. 그러니 잘 하려다가도 중심을 잃고 삐딱선을 탄다. 너무 많은 정보가 당신을 바보로 만든다.

자, 체급 선수나 보디빌더들을 보자. 그네들에게 체중 10kg 빼는 건 일도 아닌 것처럼 보인다. 보통 사람들은 95%가 실패한다는데, 저 사람들은 매번 시합 때마다 깜짝 변신을 해서 나타난다. 필자도 마음만 먹으면 몇 kg쯤 언제든 뺄 수 있다. 비법이 있냐고? 그런거 없다. 그냥 먹는 걸 줄이는 게 전부다. 선수 생명이 걸렸기에 어설픈 정보에 귀 닫고 확실한 방법만 쓴다. 그러니 실패도 없다.

[원흉4] 운동은 질보다 양?

트레이너들 사이에선 운동시키기보다 말리기가 더 힘들다는 우스갯소리가 있다. 실제 대부분의 헬스장에는 몇 시간씩 붙박여 있는 고인물 터줏대감들이 꼭 있다. 말려도 안 듣고, 집에 가서 아니면 숨어서라도 운동한다. 헬스장에 오래 있는, 아니 오래 있을 수 있는 사람들은 공통점이 있다.

- 바른 자세 따위는 개나 줘버리고 반동 잔뜩 주어 엉터리로 깔짝대고는 운동했다고 만족한다. 바른 자세로 할 때보다 무게도 더 들고 횟수는 오지게 많이 한다. 자기가 굉장히 힘이 센 줄 안다.

- 세트 중간에 넋 놓고 TV를 보거나, 스마트폰 만지느라 몇 분이 가는지도 모른다. 그렇게 허비한 시간도 운동 시간이라 생각한다.
- 하루도 안 쉬고 헬스장에 와야 직성이 풀린다.
- 자신은 두세 시간 운동해도 안 지치는 강철체력이라 여긴다.

이런 이들에게 전문 트레이너나 상급자가 붙어 가르치면 40~50분 이내에 '탈탈 털린다'. 그 잘난 강철체력은 온데간데없고 충격만 남는다. 그럼 이들이 지금까지 한 건 대체 뭐냐고? 이 바닥엔 그걸 칭하는 전문용어가 있다. '쓰레기 세트(Junk Set)'다.

그래도 최소한 운동을 시도는 했으니 개선의 여지는 있다. 저 상태로 수년간 해왔다면 이미 꼰대 100단이 되어 남의 말은 귓등으로도 안 들을 수 있지만, 그 지경까지는 아니라면 충격요법 한 번 제대로 받아보는 게 낫다. 운동 잘하는 친구 찾아보고, 없다면 돈 좀 써서 트레이너에게 원 포인트 레슨이라도 받고 정신 차리자.

그럼 유산소운동은 어떨까? 안 맞는 운동을 골랐을 수는 있어도 최소한 쓰레기까지 가지는 않는다. 걷든 자전거를 타든 에너지도 태우고 살도 빠진다. 그냥 하면 된다. 문제는 끝장을 보겠다며 두 시간, 세 시간 밀어붙이는 사람들이다. 내가 시간이 남아돌아 하겠다는데 뭐가 문제냐고?

문제는 당신의 시간이 아니라 관절이다. 이런 시도를 하는 이들 대부분은 뚱뚱해서 급하게 살을 빼려는 사람들이다. 운동이 아니어도 관절은 이미 충분히 혹사당하고 있다. 빨리 빼 보려고 몇 시간씩 걷기나 등산을 하다가 관절이 나가고, 아파서 운동을 중단하니 전보다 더 찌고…. 이 바닥에서 숱하게 보는 전형적인 망테크다.

한 줄로 정리하자면, **운동 시간은 효과와 정비례하지 않는다. 과하면 안 하느니만 못할 수도 있다.** 운동을 안 했던 사람은 하루 10분 운동으로도 인생을 바꿀 수 있다. 하지만 두 시간 운동하던 일반인이 세 시간으로 늘려봤자 몸만 축난다. 우리는 0.1% 차이에 몇 시간이고 투자해 메달 색깔을 바꿔야 하는 직업 선수가 아니다. 그 시간에 책 한 권 더 읽고, 외국어 공부하고, 아이들과 놀아주고, 잠을 더 자는 게 낫다. 그래서 일반인의 운동은 효율을 따져야 한다는 거다.

[원흉5] 나 자신에게 속는다

운동을 봤으니 식단을 보자. 사람들이 운동을 시작하는 이유는 대개 둘 중 하나, 너무 뚱뚱하거나 너무 말랐거나다. 뚱뚱해졌다면 필요량보다 많이 먹었을 테고, 말랐다면 필요량만큼 안 먹었을 거다. 굳이 열역학을 들먹이지 않아도 당연한 팩트다.

그런데 이 팩트마저 부정하려는 사람이 많다. 실제로 1980년대의 한 조사에서는 '비만한 사람과 정상 체중인 사람을 설문 조사해 식사량을 파악했더니 별 차이가 없었다. 고로 열량과 체중은 무관하다.'라는 결론이 나왔다. 그런데 반전이 있다. 이들의 실제 식사량을 조사했더니 비만할수록 자신이 적게 먹고 있다고 '착각'했다. 결국 식사량이 체중을 결정한 것이다.

이 조사 이후 실제 식사량과 '내가 생각하는' 식사량을 비교한 사례가 봇물 터지듯 나왔는데, 하나같이 뚱뚱한 사람은 적게 먹었다고, 마른 사람은 많이 먹었다고 착각했다. 당신만 착각한 게 아니란 얘기다.

여기에 요즘은 인플루언서, 셀럽과 온라인 커뮤니티라는 빌런까지 가세한다. 그들은 듣고 싶어 하는 말만 귀신같이 쏙쏙 해준다. '많이 먹어서 찐 게 아니라 체질 때문이다.' '○○섭취가 부족해 살이 쪘다', '○○은 배부르게 먹어도 살이 안 찐다' 등등, 안 보고는 못 넘어갈 제목들이 유혹한다. 일단 걸려들면 생각이 같은 사람들과 어울리게 되고, '난 많이 먹어서 찐 게 아니었네?'라는 믿음은 점점 강화된다.

실제 트레이너들은 "1년 내내 다이어트 중인데 안 빠져요.", "많이 먹는데 체중이 안 붙어요."와 같은 단골 멘트를 무수하게 듣는다. 반박해 봤자 더 강하게 부정하거나 불쾌해 할 수 있으니 일단은 가만히 들어주는 게 상책이다.

자, 그럼 내 딴에는 분명 다이어트를 하는 것 같은데 체중이 안 줄거나, 내 딴에는 뱃가죽 터지게 먹는데도 몸이 안 늘어난다면 이걸 어떡해야 할까? 사실 쉽지는 않다. 지금껏 그렇게 먹어왔으니 살이 찌거나 말랐을 것 아닌가?

그나마 현실적인 방편은 식사일지다. **입에 들어가는 건 공기만 빼고 모두 적는다.** 액체 비슷한 것(주스, 스포츠 음료, 술 등)을 빼는 실수를 범하지 마라. 모든 양은 g 혹은 ml 단위여야 한다. 몇 개, 몇 줌

따위는 집어치워라. 그 따위 단위로 된 자료는 참고할 가치도 없다. 한 줌은 쥐는 사람에 따라 몇 배는 차이가 나고, 고구마가 중짜인지 대짜인지도 파는 사람 마음이다. 주방저울 하나에 만 원도 안 하니 이 정도는 필수로 사자.

식당 음식처럼 양을 어림하기 어렵다면 식사관리 앱에서 찾아보면 웬만한 건 다 나온다. 다이어트 커뮤니티, Q&A 검색 등은 믿지 마라. 중구난방 댓글에 배가 산으로 가고, 엉터리가 태반인 마계다.

평생 할 필요는 없으니 시작부터 기죽을 필요는 없다. 딱 일주일, 가능하다면 한 달은 해보자. 그 뒤 평균을 낸다. 특정한 날만 재거나 빼면 안 된다. 다이어트가 안 된다는 사람들에게 뭘 먹었냐고 물으면 관리된 날 메뉴만 기억해서 대답한다. 정치인도 아닌데 고삐 풀려 막 먹은 날은 하나같이 선택적 기억상실증이다.

어쨌든 저울을 벗 삼아 딱 한 달만 재보자. 내가 왜 쪘는지, 혹은 왜 말랐는지 파악할 수 있다. 제대로만 쟀다면 자신이 먹고 있는 양에 놀랄 거다. 지금껏 믿어 온 양보다 너무 많아서든, 너무 적어서든 말이다.

[원흉6] 무책임한 인플루언서

요즘 운동을 시작하는 사람 열에 아홉은 동영상 채널, 블로그나 카페 등의 자료로 시작한다. 그런데 초보자일수록 처음에 어떤 자료로 시작하느냐에 따라 앞날이 트일 수도 있고, 초장부터 폭망이 될 수도 있다.

　문제는 자료의 질보다 클릭이나 구독자 수에 목숨 거는 인플루언서들이 한둘이 아니라는 점이다. 수박만 한 여자 엉덩이 같은 자극적인 썸네일 달아놓고 '이 운동만 하면~', '당신의 ○○이 안 자라는 이유!!' 등등 낚시질의 진수를 보여준다. 막상 클릭해 보면 다 아는 빤한 소리로 보는 사람 시간만 뺏는다.

　이젠 하다하다 멀쩡한 신체 모양새까지 저격하며 열등감을 유도한다. 힙딥(골반 양옆 우묵한 곳) 없애는 운동(?), 흉곽 키우는 운동(??), 쇄골 늘리는 운동(???) 같은 어처구니없는 용어까지 만들어냈다. 애당초 운동으로는 불가능한 목표를 제시해놓고 희망고문으로 사람을 두 번 죽인다. 강조하지만, 살 빼고 운동한 결과 드러난 당신의 몸엔 아무 문제도 없다.

　거짓부렁 지뢰밭에서 지뢰를 피해 좋은 콘텐츠만 골라내고 싶다면 다음 세 가지만 기억하자.

　첫째, '이것 ~, ~살 빼기, ~ 비법 대공개, ~ 필독, 이 운동 ~' 등등 손발 오글거리는 낚시 제목은 조회 수가 많든 적든 거른다. 요즘 같은 세상에 정보를 줄 사람은 차고 넘친다. 경험상 **무미건조한 제목을 내거는 사람이 대개 정보도 좋다.**

　둘째, 운동보다 출연자 신체 부위 보여주기에 열중하는 자료도 패스한다. 여성 출연자의 엉덩이나 가슴 등 특정 부위만 썸네일로 강조한다면 컨텐츠로 승부하자는 게 아니다. 어설프게 운동으로 포장해놓은 엉덩이를 보느니 그냥 〈맥심〉(커피 아님)을 봐라.

셋째, 과하게 연출하거나 뽀샵질로 아예 변신을 시켜놓은 사진만 가득한 자료도 무시한다. 허리 배배 꼬아 찍은 엄청 큰 엉덩이, 어두운 배경에 스포트라이트로 잘 보이게 연출한 근육을 보고 괜한 열등감 가져본 적 있을 거다. 필자가 장담하는데, 실물을 마주하면 십중팔구 '그 사람 맞아?' 싶어진다.

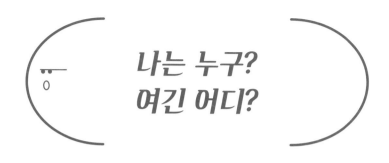

나는 누구?
여긴 어디?

그럼 지금부터 본격적으로 내 몸과 운동 이야기를 시작해보자. 근본적으로, 당신이 왜 운동을 하려는지부터 생각해 보자. 남들이 다 하니까 따라 하는 게 아니라면 아마 아래 넷 중 하나일 거다.

　① 체지방을 빼고 싶다.(≒체중 감소)
　② 근육을 기르고 싶다.(≒체중 증가)
　③ 체력 검정, 운동 경기 등을 위해 강한 몸을 원한다.
　④ 건강해지고 싶다.

여기서 딱 하나만 골라 보자. 두 개는 안 된다. 둘 중 선택장애를 겪고 있다고? 흠, 아마도 열에 아홉 ①과 ②일 거다. 실제로 필자의 블로그 질문 중 단골손님이 '체지방은 줄이고, 근육은 늘리고 싶어요!'

니까 말이다.

그런데 그 뒤에 붙은 괄호를 보자. 뭔가 핀트가 안 맞기 시작한다. 몸이라는 공장에서 체지방은 돈이고, 근육은 직원이다. 회사 돈이 궁해지면 직원은 줄이고, 돈을 많이 벌면 직원도 늘리는 게 상식이다. 돈은 줄어드는데 직원만 뽑으면 "사장님이 미쳤어요!" 소리 듣듯이, 우리 몸도 '체지방은 줄이고 근육은 늘리고'를 동시에 하는 건 분명 이상한 상황이다.

그러니 '주된 목표'는 하나만 잡아라. 하나를 택했으면 '나머지는 잘 되면 좋고, 아니면 말고'다. 게임도 멀티는 잘 되면 대박이지만 쪽박 나는 사람이 훨씬 많지 않나?

계속 듣기 싫은 말만 했으니 이쯤에서 기대감을 주는 좋은 이야기 하나. 당신이 운동을 아주 안 해봤거나 서너 달 이내의 초보자이고, 대충 몸무게가 중간쯤이라면 살빼기와 근육 기르기가 동시에 되는, 사장님이 미쳐버린 상황이 그나마 잘 벌어지는 편이다. 단, 초보자만의 특권이니 오래갈 거라는 기대는 버려라.

자, 그렇다면 나는 목표를 잘 선택했을까?

난 뚱뚱한 걸까, 마른 걸까?

뭔 뚱딴지 같은 소리냐고 할지 모르겠지만 사실 굉장히 많은 사람들이 자신이 뚱뚱한지 말랐는지, 내 목표가 대체 어느 정도인지 감을 못 잡는다. 여성들에게 물어보면 165cm에 45kg이라는, 난민촌 환자 기준인가 싶은 목표를 말하기도 하고, 170cm에 90kg인 남성이 자기는 뼈가 굵을 뿐 절대 뚱뚱한 게 아니라고 우기기도 한다.

나의 첫 목표는?

시작부터 선택장애를 겪는다면 첫 방향은 분명하다. 바로 '평균치에 가까운 몸'이다. (뭐가 평균치인지는 뒤에 설명할 테니 서두르지 말자.)

뚱뚱하다면 살부터 빼야 제대로 된 운동을 할 수 있을 테고, 너무 말랐다면 근육량을 늘리는 게 우선이다. 최종 목표가 보디빌더이든 연예인 아무개든 최소한 '정상 체중에 배는 안 나온' 몸이 1차 과제다. 몸짱이 되는 건 그 후의 과제이니 생각할 것도 없다.

방법은? 돈이 많다면 개인 트레이너를 둬라. 하지만 그렇지 못한 이들이 훨씬 많을 텐데, 필자가 해줄 수 있는 첫 조언은 '맨땅에 헤딩'이다. 운동 칼럼니스트라는 작자 입에서 나올 말이냐 싶겠지만 사실이다. 운동은 머리가 아니라 몸으로 한다. 이론부터 뒤적이는 샌님보다 '맨땅에 헤딩'하는 행동파가 훨씬 빨리 몸짱이 된다. 치고받으며 시행착오도 겪어본 뒤 이론을 공부하는 게 훨씬 빠르다. 이 책도 '어디에, 어떻게 헤딩할까?'를 설명하려고 썼다.

자, 그럼 어느 정도가 평균치에 가까운 몸일까?

키와 체중

키와 체중은 누구나 제일 간단하게 알 수 있는 수치다. 체지방이나 근육량 같은 건 요란한 기계가 필요하지만 체중계 정도는 다들 있지 않나. 없다고? 이 책값보다도 싸니 그 정도는 좀 쓰자.

어쨌든, 몸무게에 관해서는 'BMI'라는 지표가 있다. 구글이나 녹색창에 'BMI 계산'을 검색하면 알아서 계산해주는 사이트가 넘쳐나니 복잡하게 머리 쓰지 말자.

그런데 관련 내용을 보면 수치 삼십 몇부터는 고도비만이고 어쩌고 나올 텐데, 그건 의사선생님들이 보는 '병 안 나는' 기준이다. 우리가 일상에서 '맏며느리감'이니, '성격 좋아 보인다'느니 하는, 듣기만 해도 패주고픈 소리 피해갈 기준과는 거리가 멀다.

이 책은 일반의 눈높이에서 딱 잘라 방향을 제시하겠다고 했으니, 필자가 생각하는 '적당한 상태'를 단호박으로 말하겠다.

수피 기준의 '적당한' 상태(???)
남성 : BMI 19.0~26.5 / 여성 : BMI 18.5~23

이 기준에서 체중 상한선은 남성은 평균키 174cm에서 80kg, 여성은 평균키 162cm에서 60kg이다. 이걸 넘어서면 빼기를 권한다. 키 1cm가 변하면 남성은 1kg, 여성은 0.7kg쯤 조절하면 된다. 즉 키 160cm의 여성이라면 58.6kg 아래면 딱 좋다.

이 기준은 필자가 꿈에 계시라도 받아 정한 건 아니다. 육상이나 수영 같은 기초종목 선수들의 경기가 없는, 소위 '비시즌기' 체중이 대개 이 수준이라서다. 그러니 '난 근육이 많아서 체중도 많이 나가!'라고 우기고 싶어도 최소한 이 정도 아래에서 우기자. (물론 본인이 씨름선수처럼 벌크업 한 거구를 원하면 이 수치는 무시해도 된다.)

　　호리호리한 메트로섹슈얼이나 늘씬이도 본인의 선택이지만 최소한 하한선은 지키자. 위의 평균키에서 여성은 48kg, 남성은 57kg은 넘겨야 '어디가 많이 아프냐?' 소리는 안 듣는다.

　　본인이 저 범위 안에 드는데도 뚱뚱해 보인다면(말라 보이는 건 상관없다) 내 몸에 근육이 없고 순 지방질이거나, 아니면 내 눈이 삔 거다.

　　참고로, 자기는 뼈 무게가 많이 나간다고 박박 우기는 이상한 사람들이 종종 있는데, 바퀴벌레처럼 외골격이라도 장착한 게 아니라면 사람의 뼈 무게는 체중의 13~15% 정도로, 거기서 거기다. 우길 걸 우겨라.

체지방과 근육

요즘은 체지방률이 얼마니, 근육량이 어쩌니 하는 이야기를 많이 들을 거다. 근육이 많아야 좋고, 지방이 너무 많으면 곤란하다는 정도는 들어봤을 테니 더 말 안 하겠다.

　　체중은 '근육+지방+기타 등등'의 합산인데, 마지막 '기타 등등'은 뼈나 내장처럼 무게가 거의 변할 일이 없는 기관이다. 그러니 체중을 알고, 체지방이 얼마나 많은지만 알면 근육이 많은지 적은지는 저절로 알게 된다.

　　체지방을 알고 싶으면 보통은 보건소에 가거나 헬스장 오리엔테이션에서 '체성분 검사'를 받는다. 사실 이것도 오차는 제법 크지만 제일 간단하게 알 수 있는 방법인 건 사실이다.

자료에 따라 차이는 있지만, 여성의 체지방률은 체중의 18~25%면 대충 정상이고, 남성의 정상적인 체지방률은 8~18% 정도다. 체지방이 너무 많아도 문제지만 너무 적은 건 더 나쁘다. 짜증 작렬하고 성질머리 더러워지는데 얼굴까지 폭삭 늙는 건 덤이다. 여자는 가슴도 껌딱지가 된다. 다시 적지만, 당신은 직업 선수가 아니다.

여성의 체지방률이 높은 건 임신과 출산을 위해 저장한 에너지에 더해 유방까지 있기 때문이다. 유방은 기본적으로 지방 덩어리라 이것 때문에도 체지방률이 제법 올라간다.

그런데 이렇게 수치로 나오는 퍼센트는 체성분 검사기를 찍어봐야 알 수 있으니 문제다. 요즘은 체성분 검사기가 많이 보급되었다지만 없는 집이 훨씬 많다. 게다가 전문가용도 오차가 몇 퍼센트씩 나는 판국에 가정용이 얼마나 정확할지는 짐작에 맡기겠다.

그럼 저런 검사 없이 내 체지방이 많은지 적은지 알 방법은 없을까? 지금 서점에서 이 책을 보고 있는 분들이 혹시라도 책은 안 사고 체성분 검사부터 받으러 달려가지 않도록 즉석에서 어림하는 방법을 알려주겠다. 단, 어디까지나 어림하는 방법이니 구체적인 수치는 체성분 검사로 확인하자. 정확도까지 바라면 도둑님이다.

잠시 책을 내려놓고 똑바로 서자. 고개를 숙이거나 몸을 기울이면 더 뚱뚱하다고 나올 수 있으니 제대로 하자. 옆구리 아래쪽을 보면 골반뼈가 툭 튀어나온 곳이 있는데, 거기서 손가락 한 마디쯤 위쪽을 넓게 잡아서 '악' 소리 날 만큼 아프게 꼬집어보자. 그럼 살이

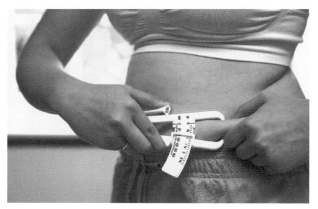

피부 두 겹 집기

접혀 나올 텐데 그 두께를 재보면 된다.

　　당신이 30대 이하라면 두께 1.5cm 이하는 최소한 체지방으로
는 양호하다. 두께 2.5cm 이하라면 살짝 많지만 심각하지는 않다.
하지만 그보다도 두껍다면 살빼기를 진지하게 고려해라. 뭐 그쯤이
면 본인도 빼는 시도를 이미 몇 번 했겠지만 말이다.

　　40대 이상은 위 수치에서 0.5cm 정도는 너그럽게 봐도 된다.
나잇살 붙는 건 방법이 없다. 두께 2cm 정도까지는 관리가 된 몸이
고, 두께 3cm를 넘으면 당신은 체지방 부자다.

　　자, 이제 다시 책을 들고 결제하러 가면 된다.

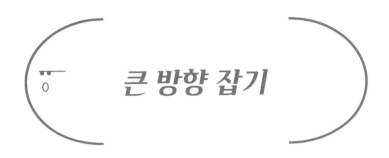

큰 방향 잡기

보통 사람들의 몸 상태는 대개 다음 페이지의 그림 셋 중 하나다.

1번은 누가 봐도 뚱뚱하다. 어디가 더 쪘네 아니네 따위의 의미 없는 평가는 다 집어치우고, 체지방 많고 체중 많이 나가면 당신은 무조건 1번이다.

2번은 체중은 정상이고 옷만 입으면 멀쩡해 보인다. 그런데 막상 벗어 보면 불룩한 배나 처진 옆구리, 출렁거리는 팔 같은 콤플렉스가 있다.

3번은 그냥 말랐다. 옷을 입어도 여전히 말랐다. 배가 나왔든, 어디가 처졌든 다 무시하고 저체중이면 무조건 3번이다.

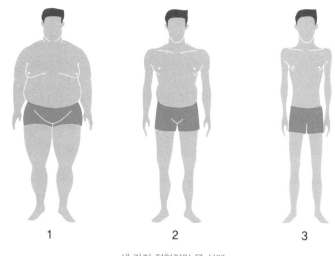

세 가지 전형적인 몸 상태

[케이스] 체지방이 많고 비만한 사람

앞서의 기준에서 몸무게가 뚱뚱하다고 나왔으면 일단 평균치까지는 빼고 본다. 대한민국 평균치 언저리까지 빼라. 나머지는 그 뒤에 생각한다.

비만한 사람은 보통 두 가지 경우다. 하나는 떡대들인데, 몸통과 팔다리 모두 굵직굵직하고 힘도 세며 뭐든지 잘 먹는다. 대개 어릴 때부터 떡대라 평생 날씬했던 기억 자체가 없다. 또 하나는 살크업(살로 벌크업?), 즉 어릴 때는 말랐거나 평범했다가 자라면서 뚱뚱해진 사람들이다. 몸통에 비해 팔다리가 부실하고, 활동량이 아주 적거나 식사가 불량하며, 입맛도 까다로운 경우가 많다.

둘 다 살을 빼는 방법은 똑같다. **먹는 걸 줄이는 수밖에 없다.** 평소 하루에 먹던 양에서 20~30%쯤 줄인다. 지금 체중에서 한 달에 2~3%가 준다면 대성공이다. 그런 빤한 말 말고 비법 없냐고? 미안하다. 그런 거 없다. 그런 게 있었으면 이미 노벨상 타서 이런 책 안 쓰고 있다.

운동이 도움이 될지는 몰라도 먹는 건 못 당한다. 30분 운동해야 태울 칼로리를 30초에 흡입할 수도 있다. 삼겹살 1인분(200g) 혹은 짜장면 곱빼기 한 그릇의 칼로리는 두 시간을 달려야 태울 수 있다.

그런데 어차피 똑같은 방식으로 뺄 거라면 왜 기분 나쁘게 떡대와 살크업을 나눴는지 궁금할 텐데, 바로 목표 설정 때문이다. 떡대들 열에 아홉은 '호리호리+탄탄(??)'을 꿈꾼다. 그런데 그 꿈은 깨는 게 좋다. 떡대의 현실적인 한계는 '보통 체중'이고, 그마저도 성공하면 대단한 거다. 떡대들은 중병에 걸려도 호리호리한 몸이 되는 게 아니라 그 뼈대에 얼굴만 폭삭 맛이 가서 액면가가 '나이+10'이 된다. 살크업들은 빼면 호리호리해질 수는 있지만 생활패턴과 식욕이 웬수라 시작도 못 하거나 초반에 포기하기 일쑤다.

[케이스1]의 사람들에게 현타가 될지 몰라도 할 말은 해야겠다. 배부르게 먹고도 날씬한 몸을 유지하는 날은 안 온다. 식욕을 억누르며 숟가락을 놓는 데 익숙해져야 한다. 그래서 비만한 일반인에게 권하는 현실적인 목표는 '활동적인 과체중'이다. 쉽게 말해 '좀 통통한' 수준이다. 건강 측면에서도 크게 나쁠 것 없고, 운동하는 데도 지장 없고, 몸이 크니 쓰는 열량도 많다.

죽었다 깨어나도 날씬해지겠다고? 그럼 별 수 없다. 그것도 본인의 선택이다.

그럼 운동을 보자. 비만인에게 최우선인 운동은 유산소운동과 근력운동, 기초체력 단련을 겸할 수 있는 수영이나 자전거 타기(스피닝) 같은 것들이다. 관절에 부담이 없어 탈이 날 걱정도 적다. 단체운동이면 더 좋다. 걷기도 무난하지만 운동하다 포기한 전과가 있다면 걷기처럼 혼자 하는 지루한 운동은 똑같은 결과가 될 공산이 크다.

여기서는 추천보다는 비추가 더 중요하겠다. 첫 번째로, 운동 초보자라면 기구 사서 집에서 혼자 운동하려 들지 마라. 기구가 옆에 있으면 매일 운동하리라 착각하는데, 현실에선 열에 아홉 비싼 빨래걸이 신세를 면치 못하다가 채소마켓으로 간다. 스피닝이나 줌바댄스처럼 음악과 함께 단체로, 강제로 하는 운동이 훨씬 낫다. 홈짐 기구는 이미 운동이 몸에 익어서 하루라도 안 하면 손발에 가시가 돋는 단계가 되면 그때 사는 거다.

또 하나 비추는 달리기, 크로스핏, 줄넘기 등이다. 관련 업계에서는 '조심하면 안전하다'면서 성공한 소수를 내세울 테지만 아닌 건 아닌 거다. 어느 차나 사고를 낼 수 있지만 '조심운전하면 괜찮음'이라며 쿠킹포일 같은 차를 권한다면 그건 미친놈이다. 비만인은 애당초 잘 다치는 데다 한 번 다치면 다이어트고 뭐고 말짱 꽝인데 뭣 하러 도박을 하나? 성공담은 성공한 사람 입에서 나온 것이고, 수십 배 더 많은 실패자들은 말이 없다.

근력운동도 필요는 하지만 당장은 유산소운동 비중을 절반 이상으로 잡아라. 그편이 저질체력을 면하는 데도, 살빼기에도 '당장은' 유리하다. 나중엔 근력운동이 주인공이 되겠지만 [케이스1] 탈출이 시급한 당신에게는 아직 아니다.

[케이스2] 체중은 정상, 그러나…

이 사례에선 일단 체중은 정상이다. 여기에 근육량과 체지방까지 모두 정상 범주라면 당신은 아직 젊거나, 혹은 운동이나 육체노동 비슷한 것이라도 해왔을 공산이 크다.

문제는 그렇지 않은 사람이 더 많다는 거다. 현대인에게는 체중만 정상이고 '근육 부족+체지방 과다' 콤보가 훨씬 흔한데, 특히나 뱃살이 원수인 경우가 많다. 이렇게 근육과 체지방이 엇박자가 나다보니 운동으로 근육부터 늘릴지, 다이어트로 체지방부터 뺄지 우왕좌왕하기 일쑤다. 하지만 답은 간단하다. **[케이스2]는 식사보다는 운동과 활동량이 관건이다.** 체중은 유지하는 선에서 먹으면서 운동만 더해 주면 대개 체지방은 빠지고 근육은 붙는다. 한동안은 '초보자 효과'의 축복이 함께한다.

흔히 뱃살이 마지막에 빠진다고 오해하는데 뱃살, 정확히 말해 내장지방은 막상 빼려고 덤비면 제일 먼저 빠진다. 배가 안 들어간다고 착각하는 건 안에 담긴 체지방 자체가 워낙 많아서다. 물론 보디빌더처럼 체지방이 극한으로 줄면 그때는 또 끝까지 안 빠지는 게 내장지방이지만, 당장 불룩한 배가 걱정인 당신에겐 다른 세상 문제니 관심 둘 것도 없다.

여기서 잠깐. 체중이 유지되는 수준으로 먹는데 대체 어떻게 지방이 빠지냐고? 초보자가 운동을 하면 근육이 붙어 체중이 늘고, 지방은 빠져 체중이 줄면서 더하기 빼기 제로다. 정확도 따위 포기하고 쉽게 말하자면, 평소에 움직일 때는 지방이 타고 먹는 음식은 근육으로 붙는다. 단, 운동을 막 시작해서 근육이 팍팍 붙을 때 주로 작동하는 시나리오다. 그래서 '초보자 효과'라고도 한다.

누구는 '지방이 근육이 된다(?)'고 표현하는데 명백히 잘못된 말이다. 근육은 근육이고, 지방은 지방이다. 간이 허파로 변하지는 않는 것처럼, 둘은 별개다.

그럼 어떤 운동이 좋을까? 당신은 뭐 하나 시작하면 혼자서도 끈기 있게 몰아붙이는 스타일인가? 그렇다면 주변에 흔하고, 운동 효율로도 급행열차 급인 '헬스장'이 먼저다. 시간만 허락한다면 주 3회 이상, 근력운동 40~50분에 유산소운동 20분 정도면 가장 좋다. 이만큼 시간을 내기 어렵더라도 크게 문제가 되는 건 아니니 이 책을 계속 보고 답을 찾아보시라.

헬스장 운동도 다 좋다고는 못 하겠다. 일단 지루하다. 눈에 띄게 몸이 변하는 것도 아니다 보니 첫 몇 주가 마의 고비다. 그래도 헬스장은 중량 높이는 맛이 있고, 주변 사람들을 의식하며 으쌰으쌰 하는 분위기도 있다. 집에서 혼자 하는 홈 트레이닝, 매일 똑같은 동작을 실패 지점까지 이 악물고 해야 하는 맨몸운동은 어지간한 의지력이 아니고는 지속하기 어렵다.

끈기가 없고 뭔가 신나는 걸 좋아한다면 '즐기면서도 몸매를 바꿀 수 있는, 약간의 강제력이 더해진 운동'이 낫다. 크로스핏이나 복싱, MMA(종합격투기)처럼 격한 단체운동이 딱이다. 아드레날린과 승부욕에 휩싸이면 전에 없던 의욕이 팍팍 솟아 효율 차이 따위는 충분히 추월할 수 있다. 건강하고 날씬한 몸으로 족하다면 댄스 계열 운동도 건강과 사교 목적에 두루 유용하다.

어느 운동이든 일단 도전해서 기초체력과 운동신경을 기르고, 외모로도 '적당히 멋진 몸'이 된 후, '더 멋진 몸'이 되고 싶다면 그때 가서 헬스장을 이용하는 것도 좋다.

[케이스3] 너무 마른 사람

이 케이스는 청소년이나 20대 남성이 압도적이다. 사실 이 케이스 대부분은 청년기 후반부터는 [케이스2]나 [케이스1]로 변한다. 필자에게 저주받은 마른 몸이라 하소연했던 고등학생, 대학생이 몇 년 후엔 뱃살을 부여안고 다이어트법을 물으러 또 오는 경우도 흔하다.

이 사람들은 목표를 어떻게 잡아야 할까? 요즘 트렌드가 트렌드인지라 '복근 자글자글 마른 몸짱'이 되겠다는 사람도 제법 많다. 트레이너나 인플루언서들을 보면 시커먼 배경+스포트라이트로 작은 근육도 최대한 선명하게 연출한 사진이 참 그럴싸해 보인다.

그럼 이쯤에서 속물스럽고 현실적인 문제를 따져보자. 당신이 마른 몸을 벗어나려는 이유가 뭔가? 여성은 볼륨 없고 환자 같은 외모가 싫다고 한다. 남성은 훨씬 직접적인데, 남들 앞에서 기죽기 싫고, 깝죽대는 양아치들 분노조절 잘하게 만들 당당한 피지컬을 원하는 것 아니었나? 그런데 사실 자글자글한 몸은 화장실 거울 앞에서나 행복하다. 옷만 한 겹 입으면 남들 눈엔 그냥 마른사람이다. 언젠가 해운대 바닷가에서 티셔츠 자락 걷어 올려 입에 물고 어떡해서든 복근만 보이려 애쓰던 마른 청년을 봤는데, 눈물 나게 애잔했다.

말랐고, 남들 앞에서 기죽기 싫어서 운동한다면 자글자글 복근 따위 집어치우고 근육 덩어리부터 키워라. 눈에 확 띄는 등과 어깨, 가슴, 엉덩이, 허벅지가 큼직해져 옷 밖으로 볼륨이 드러날 정도가 되어야 한다. 이건 남녀 공통이다. 평생 벌거벗고 다니든지, 누구처럼 셔츠자락 입에 물고 다닐 거 아니면 복근은 나중에 따져도 된다.

우락부락해지지 않냐고? 알바생이 재벌 될까 미리 걱정하나? 미안하지만 마른 당신은 우락부락해지고 싶어도 잘 안 된다. 우락부락을 걱정해야 할 건 [케이스1]과 [케이스2]이지 당신은 애당초 그렇게 생겨먹은 골격이 아니다. [케이스1]이 다이어트했다가 호리호리해질까 걱정하는 것과 동격이다.

어쨌든 말라서 고민이라면 식사와 운동 모두 중요하다. 많이 먹어야 하지만 아무것이나 먹어서는 안 된다. 단백질을 넉넉히 먹고, 질 좋은 탄수화물 음식도 하루 전체에 걸쳐 충분히 먹는다. 정확히 어떤 걸 먹을지는 뒤에 다시 다룬다.

운동은 헬스장에 가서 빡세게 바벨(역기처럼 생긴 거)을 드는 게 지루해도 제일 확실하다. '빡세게'의 의미를 헬스장에 오래 눌러 있는 것으로 오해하지 말자. 마른 사람에게 늘어지는 운동은 독이다. 트레드밀이나 자전거로 '워밍업 10분+근력운동 60분+마무리 운동 10분'이 상한선이다. 세트 중간 휴식은 2~3분 정도면 좋다. 참고로, 개인 트레이너를 두었을 때 약빨이 제일 잘 듣는 경우가 [케이스3]이다.

유산소 운동은 주당 3회면 족하다. 몸이 가벼우니 달리기가 좋다. 다리가 가늘어 고민이라면 고정자전거를 높은 장력으로 걸어놓고 타는 방법도 있다. 이때도 15~20분을 넘기지는 말자. 앞서 적었듯이, 마른 사람에게 긴 운동은 독이다.

참고로, 마른 사람에겐 맨몸운동이 매력적으로 보일 수 있다. 맨몸운동은 내 몸뚱이를 가지고 하는 운동이라 몸이 가벼울수록 쉽다. 비만인에게 턱걸이나 푸시업 1개는 마의 능선이지만, 마른 사람은 조금만 연습하면 껌이다. 마른 친구가 힘세고 덩치 큰 친구를 기죽일 수 있는 유일한 무기가 턱걸이다. 당연히 불공정한 게임이다.

그런데 운동하려는 목적을 다시 생각해 보자. 당신은 턱걸이 기네스 기록에 도전하려는 게 아니다. 쉽다는 건 효과도 떨어진다는 의미다. 당신이 쉽게 하는 푸시업과 턱걸이는 뚱뚱한 사람이 힘들게 겨우 하는 푸시업, 턱걸이의 반값도 안 된다.

그러니 맨몸운동이 당장은 달콤해 보이겠지만 당신에게 진짜 필요한 건 강도를 자유자재로 조절할 수 있는 헬스장 운동이다. 맨몸운동은 처음엔 신나서 할 수 있을 테니 그때 한정 약빨은 좋을 수 있지만 그것만으로 몸짱이 되려 하지는 마라.

[케이스2]에 추천했던 크로스핏, 구기, 격투기, 수영, 스피닝 등

은 체력발달에는 좋지만 몸 키우기로는 비추다. 단, 저체중 여성은 기초체력과 근육량 모두 심각하게 부족한 경우가 대부분이라 어느 운동을 해도 근육이 잘 는다.

몸을 키우는 목표는 남성은 월 1~2kg, 여성은 여기서 50~70% 정도면 된다. 그 이상은 벌크업이 아니라 군살만 붙는 살크업이다.

2강

좀더 특별한 목표 잡기

1강은 99%의 사람들에게 해당하는 목표 잡기다. 그럼 나머지 1%는 어떡할까? 또 99%에 속하긴 하지만 좀 더 힘을 싣고픈 특별한 무언가가 있을 수도 있다. 몸의 어딘가는 다시 태어나고플 만큼 고치고 싶다거나, 운동 따위는 엄두도 못 낼 몸 상태라거나, 이런저런 문제로 헬스장을 다닐 수 없다거나 하는, 그 사람만의 문제 말이다.

이때는 자신의 큰 그림에 덤으로 추가할 수도 있고, 아예 그림의 구도 자체를 다르게 시작해야 하는 케이스도 있다. 그런 '나만의 특별한 목표'가 있다면 어떡해야 할까?

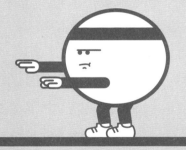

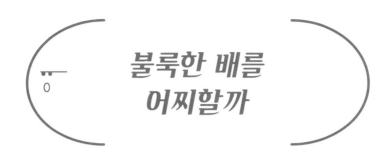

불룩한 배를
어찌할까

똑같이 뚱뚱해도 나이에 따라 체형이 다르다. 젊을 때는 보통 팔이나 다리가 굵다고 불평하는데, 나이가 들수록 뱃살로 걱정이 옮겨간다. 살이 찌면 당연히 배도 나오니 뚱뚱하면서 배가 나왔다면 이 챕터는 볼 필요도 없다. 쓸데없는 고민 접고 살부터 빼라. 여기서 말하려는 건 다 멀쩡한데 유독 배'만' 심하게 나온 사람들이다.

뱃살은 양상도 다양해서, 누구는 윗배가, 누구는 아랫배가, 어떤 사람은 소위 '러브핸들'이라는 옆구리살만 튀어나온다. 이렇게 갖은 모습으로 등장하는 이유가 있다. 피하지방만 때려잡으면 되는 다른 곳과 달리 뱃살은 내장지방과 피하지방의 합작이어서 그렇다.

피하지방은 이름 그대로 피부 바로 밑에 있어서 물렁에 더해 출렁까지 하니 보기는 안 좋지만, 그래도 최소한 건강에는 해가 덜하다. 최악의 경우는 지방흡입으로 뺄 수도 있다.

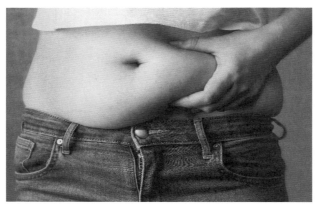

복부 피하지방

진짜 빌런은 내장지방인데, 복근보다 안쪽에 있어서 단단하고 출렁대지도 않는다. 펑퍼짐한 옷으로 잘만 감추면 티도 안 나고, 배에 힘꽉 주면 잠시나마 집어넣어 완전범죄로 은폐할 수도 있다. 그런데 핏속으로 지방을 잘도 뿜뿜 해대는 놈이라 혈관 건강에 진짜 나쁘다. 덕분에(?) 태우기 쉽다는 게 장점 아닌 장점이다. 단, 지방흡입으로는 못 뺀다. 그럼 각각의 케이스들을 살펴보자.

윗배만 남산만하다고?

배꼽 언저리와 그 윗부분을 보통 윗배라고 하는데, 남성이나 갱년기 이후의 여성에게 흔하고 내장지방이 주범인 경우가 대부분이다. 내장지방답게 단단하고, 심지어 많이 낄수록 더 단단해진다. 쭈글쭈글한 튜브도 공기를 채울수록 단단해지지 않던가. 이걸 두고 '배는 나

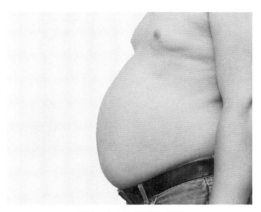
내장지방으로 불룩한 윗배

왔어도 땡땡하니까 근육이야.'라고 우기면 사람 참 구차해진다. 어쨌든 건강에는 제일 나쁜 형태다.

윗배가 나오는 이유는 대개 폭식이나 술, 의자에 앉아 거의 안 움직이는 나쁜 생활습관이다. 탄산음료 같은 정제 가공된 과당, 설탕의 과잉 섭취를 문제로 보기도 한다. 당뇨나 당뇨 전 단계처럼 혈당 관리를 못 해도 윗배가 잘 나온다.

구구절절 설명했는데, 쉽게 말해 생활습관 탓이다. 앞서 적었듯이, 내장지방은 시도만 하면 잘 빠진다. 술과 당분 섭취를 줄이고 평상시 많이 걷고…. 가만, 듣자 하니 딱 도덕교과서 뺄 아닌가? 그렇다 보니 잘 빠진다는 이론과는 별개로 현실에서는 알면서도 안 한다. '당장 안 줄이면 명대로 못 삼'이라는 의사의 경고장을 받고 나서야 '앗 뜨거!' 싶어서 뒤늦게 움직이는 사람들이 비일비재하다.

다른 곳은 다 괜찮은데 왜 아랫배만?

정반대로 배꼽 아래만 튀어나온 사람도 있다. 여성에게 흔해서 여성형 복부비만이라고도 하는데, 체지방이 원인인 때도 있지만 희한하게 '비만'조차 아닌 사람들이 제법 많다. 체지방량은 극히 정상이고, 심지어 저체중인데 아랫배만 뭘 집어넣은 것처럼 볼록한 경우다. 그런데 왜 아랫배만 나올까? 원인은 대개 아래와 같다.

- 복근이 너무 약해서 장기가 처짐(특히 저체중)
- 대장질환이나 변비
- 평소 거의 움직이지 않음
- 종양 등 부인과 질환

특이한 건 '평소 거의 안 움직이는 사람들'이다. 똑같은 원인으로 남성은 윗배만 나오는 경향이 있고, 여성은 아랫배만 나오는 경우가 많다. 여성은 아무래도 남성보다 근육량의 디폴트값이 낮아서 그렇다. 배의 모양을 잡아주는 것도 근육인데, 이게 부족하단 얘기니 말하자면 고무줄이 늘어나 헐렁해진 빤쓰다.

이때 근육도 얼마 안 되는 저체중 여성이 체지방률만 따지다가 자기가 '마른 비만'이라 착각하는 일이 많다. 덩치가 크든 작든, 호모 사피엔스 여성이라면 최소 8~12kg 정도의 체지방은 있어야 멀쩡한 사람처럼 보인다. 체지방률은 체중 대비 체지방량인데, 저체중은 체중이 낮으니 체지방률은 뻥튀기가 된다. 멀쩡한 체지방량에서도 체지방률은 25~30%를 훌쩍 넘기기도 한다. 이걸 보고 '너는 비만, 땅땅땅!' 하는 전문가가 있다면 당장 때려치워야 한다.

사실 이들에게 '마른 비만' 어쩌고 하는 것도 애당초 네이밍이 잘못됐다. 그네들 상당수는 지방은 정상인데 그저 근육이 부족한 저체중일 뿐이다. 이런 사람들이 아랫배만 튀어나오는 거다.

배가 나왔다면 보통은 체지방을 줄이는 게 우선이지만, 체중은 정상 아래인데 아랫배만 툭 나왔다면 이건 십중팔구 근육 부족이다. 평상시 자주 움직이고 근력운동이 필수다. 뱃살 집어넣겠다고 다이어트하고 유산소운동만 죽어라 하는 건 안 그래도 빈약한 근육까지 녹여버리는 뻘짓이니 전신 근력운동부터 빡세게 해라. 저 배는 근육으로 체중을 늘려야 들어간다.

이름만 듣기 좋은 러브핸들

양옆으로 툭 튀어나온 옆구리와 등의 피하지방은 마치 냄비 손잡이 같아서 듣기 좋게 '러브핸들'이라고들 한다. 특정 타이어 브랜드를 들먹여 뭣하지만 '미쉐린맨'이라는 표현도 쓴다.

지금 뚱뚱하다면 당연히 러브핸들이 있겠지만, 과거에 뚱뚱했다가 살을 뺀 남성에게도 흔하다. 뚱뚱할 때는 몸통 전체가 굵으니 살이 팽팽해서 티가 덜 나는데, 살이 빠지면 내장지방이 먼저 줄면서 옆구리와 등살이 접혀 처지기 시작한다. 그래도 피하지방이니 건강 측면에선 윗배보다 낫다고 자위할 수도 있겠지만, 한편으로 '지긋지

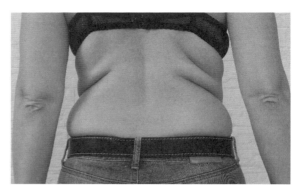
등과 옆구리의 처진 살

굿하게 안 빠지는 살'이라는 점에서 현타가 올 수도 있다.

이 부분은 체지방을 정상까지 빼고, 생활습관까지 고친 후에도 막판까지 남을 수 있어서 전문가에게도 난제다. 많이 찐 상태에서 다이어트를 한다면 옆구리와 등살은 마지막까지 버틸 악질이라고 어금니 꽉 깨물고 시작해야 한다. 여성은 겨드랑이와 사타구니 살이 이와 비슷하게 막판까지 속 썩이는 악질이다.

어쨌든 이 살을 빼겠다고 사이드벤드 같은 옆구리 근력운동에 매달리기도 하는데 아서라, 옆구리 운동 잘못하면 안 그래도 굵은 허리통 더 굵어진다. 보통의 근력운동을 지속하면서 2~3년 버티다 보면 조금씩 나아질 거다. 하지만 희망고문은 하지 않겠다. 솔직히 이거, 잘 안 없어진다. 시간 걸려도 다 없어진다는 보장은 없다.

그나마 다행히(?) 이 부분은 피하지방이다. 살을 다 빼고 남아 늘어진 부분이 아무리 애써도 안 없어진다면 차라리 지방흡입으로 확인 사살하는 방법도 본인 선택이다.

어좁이 탈출하기
(자매품 얼큰이)

남성이라면 99%가 원하는 공통분모가 넓은 어깨다. 100%라고 하려다가 혹시라도 아닌 사람이 있을까봐 하나 깠다. 아무리 호리호리한 몸이 워너비인 남성도 어깨만은 넓어졌으면 한다. 심지어 웹툰 남주들도 팔다리는 젓가락인데 어깨는 심하다 싶을 만큼 뻥튀기다. 남성들에게 '넓은 어깨 = 남성으로서의 정체성'이라 여기는 경향이 있으니 그럴 만도 하다.

　뭐, 여기까지는 다 안다. 여성들도 문제다. 여성들은 어깨가 넓어진다면 알레르기 반응을 보이곤 하는데, 어깨가 넓은 만큼 얼굴이 작아 보인다는 사실을 기억하자. 타고난 얼굴이 연예인처럼 조막만 하다면 어깨가 어떻게 생겨먹었든 신경 쓸 필요가 없지만, 평균 혹은 그 이상의 얼굴 크기라면 되지도 않는 기대는 접고 어깨도 적당히 키우자. 어깨는 키울 수 있지만 얼굴은 죽는 날까지 안 쪼그라든다.

수영선수의 어깨는 뭐가 다를까?

넓은 어깨라고 하면 흔히 생각하는 것이 아래 그림처럼 팔 위쪽에 달라붙은 삼각근이다. 그런데 자세히 보자. 저건 어깨 양쪽에 튀어나온 '뽕'일 뿐이다. 물론 뽕도 있으면 좋다. 하지만 수영선수처럼 진짜 어깨가 넓은 사람은 뽕이 볼록해서가 아니라 상체 윗부분의 폭 자체가 넓다. 유식한 말로 설명하자면, 어깨 뒤쪽의 양쪽 날개뼈(견갑골) 간격이 보통 사람보다 훨씬 넓게 벌어져 있다.

'뼈 사이가 어떻게 넓어져!'라고 할지 모르겠는데, 견갑골은 다른 뼈와는 다르다. 이놈은 위치가 고정되어 있지 않고 쇄골에 매달려서 등판 위를 접시처럼 요리조리 미끄러져 다닌다. 등 근육이 잘 발

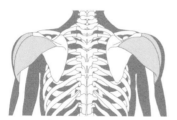

안쪽:견갑골과 삼각근

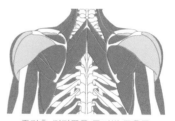

중간층:견갑골을 둘러싼 근육들

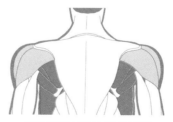

승모근으로 덮여서 완성된 등판

등과 어깨의 근육

달하면 견갑골이 벌어지며 상체 윗부분의 폭이 넓어진다. 수영선수들이 유독 어깨깡패인 것도 팔을 뒤로 젓는 스트로크 동작이 등의 윗부분 근육을 아주 많이 쓰기 때문이다.

어깨를 넓히는 운동은?

쌍팔년도에는 주구장창 벤치프레스만 하면 몸이 좋아진다고 여기기도 했다. 남자는 갑바라고, 당장 눈앞에 딱 보이는 부분이 가슴팍이니 욕심이 날 만도 한데, 문제는 결과물이 별로 멋지지 않다는 거다. 상체는 11자 드럼통에 가슴만 볼록한, 분명 근육질 같긴 한데 어깨는 좁고 왠지 머리만 큰, 20%쯤 부족한 몸이 될 수도 있다. 사실 방송용, 사진촬영용 '급조 몸짱' 중에 이런 경우가 많다. 이렇게 되고 나서 후회하고 싶지 않다면 아래의 해결책들을 보자.

가슴 운동보다는 등 운동이 많아야 한다

아무리 남자는 갑바라도 가슴운동은 좀 작작 하자. 벤치프레스나 펙덱플라이(버터플라이)처럼 가슴에 집중하는 운동보다는 등 운동이 더 많은 게 좋다. 가슴운동을 주당 총 20세트 한다면 등 운동은 25~28세트 해라.

턱걸이는 꼭 하자, 두 번 하자!

그럼 등운동으로는 뭘 하냐고? 턱걸이가 된다면 턱걸이가 메인 운동

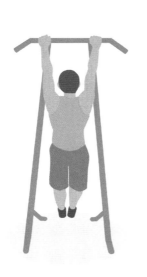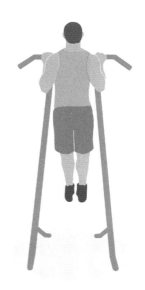

턱걸이

이다. 한 개도 못 한다고? 그럼 위에서 손잡이를 당겨 내리는 랫풀다운이라도 꼭 해라. 어깨 넓히는 데는 이 둘이 필수다.

삼각근만 단련하는 운동은요?

삼각근이 발달하면, 그러니까 어깨 뽕이 나오면 어깨선이 예뻐지긴 한다. 어깨 뽕은 선천적인 요소가 있어서 안 나오는 사람은 죽어도 안 나오지만 최소한 어깨선이 직각에 가까워지는 효과는 있다. 그럼 어깨가 넓어 보이고 얼굴은 작아 보인다.

온라인에서 삼각근 운동을 검색하면 덤벨을 옆이나 뒤로 들어 올리는 사이드 래터럴레이즈, 벤트오버 래터럴 레이즈 같은 운동들이 나올 거다. 그런데 초보 시기 몇 달은 이런 운동 굳이 필요 없다. 그거 할 시간에 턱걸이와 푸시업을 팔이 후들거릴 때까지 해라. 반 년쯤 연습해서 운동이 몸에 익으면 그때 그런 운동을 더하면 된다.

벤치프레스를 할까, 푸시업을 할까?

앞서 가슴운동보다 등운동을 더 하라고 적었는데, 사실 가슴운동 중에서도 특히 초보자에게 어깨 넓히는 데 도움이 되는 운동이 있다. 바로 푸시업(팔굽혀펴기)인데, 가슴뿐 아니라 등에서 견갑골을 움직이는 근육도 함께 써서 그렇다.

　　다만 푸시업만 주구장창 하지는 마라. 이놈은 운동 강도에 상한선이 있어서 이 좋은 약발이 초보 때 금세 끝나는 게 문제다. 그러니

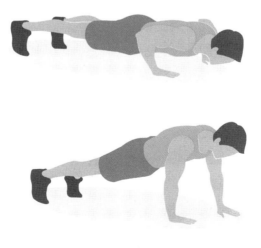

푸시업

초보 때는 푸시업을 하면서 벤치프레스도 같이 연습한다. 그래야 푸시업 약발이 다하는 때 벤치프레스로 재빨리 기종을 변경할 수 있다.

언제 바꿔야 하냐고? 푸시업을 연속으로 20번 이상 할 수 있거나 벤치프레스 무게가 자기 몸무게의 70%를 넘어가면 그때부터는 벤치프레스로 주종목을 바꿔라. 그때부터 푸시업은 보조운동이나 마무리 운동으로 써라.

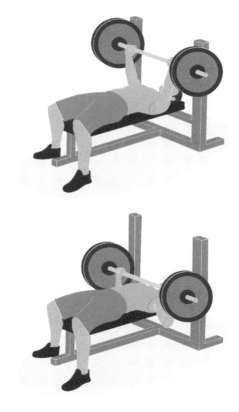

벤치프레스

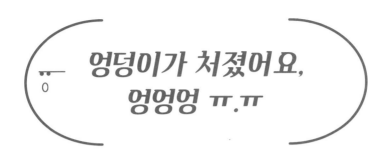

엉덩이가 처졌어요,
엉엉엉 ㅠ.ㅠ

엉덩이 근육, 정확히 말해 대둔근은 단일 근육으로는 몸에서 제일 큰 근육이다. 그런데도 몇 년 전만 해도 엉덩이 운동을 마음먹고 하는 사람은 드물었다. 일단 대체로 자세가 민망하니 여성들은 낯 뜨거워서 안 했고, 남성들도 '남자가 남세스럽게 무슨…'이라며 기겁했다.

요즘 힙업이 대세라 여성은 대놓고 엉덩이 운동을 잘만 하는데 남성이 외려 더 민망해 한다. 그런데 처지고 펑퍼짐한 엉덩이가 볼품 없는 건 남녀 공통이다. 볼록한 힙은 다리가 실제보다 길어 보이게 하니 남자라고 안 할 이유는 없다.

엉짱이 드문 이유1 – 원래 그렇다
대한민국에서 몸매 늘씬하고 엉덩이 볼륨도 좋은 사람은 보기 어렵다. 그럼 온라인 이미지에 뜨는 그 많은 몸짱+엉짱은 대체 뭐냐고? 물론 그런 사람이 없지는 않다. 그러니까 사진도 올렸겠지만 그게 다 실물이라 생각하면 큰일난다. 허리를 S자로 꺾어 엉덩이를 과장했거나, 엉뽕 보형물 정도면 양반이고, 뽀샵질을 거친 '그림'이 아니면 다행이다. 현실에선 몸이 날씬한 만큼 엉덩이도 빈약하거나, 엉덩이는 빵빵한데 몸도 덩달아 푸짐한 경우가 대부분이다. 그러니 교집합인 '늘씬하고 엉덩이까지 예쁜 사람'은 드물다.

그 이유가 뭘까? 시작부터 김새는 이야기를 하자면, 엉덩이 모양은 절반 이상 타고난다. 운동은 여기에 약간의 플러스 알파일 뿐이다. 아시아인은 엉덩이가 위아래로 길고, 하트 뒤집어놓은 것처럼 살짝 처치고 납작한 형태가 많다. 운동으로 엉덩이 근육이 발달해도 둥글게 업 되어 보이기가 쉽지 않다.

그에 비해 서구인은 위아래로 좁고 뒤로 튀어나온 엉덩이가 많다. 겁나 운 좋은 사람은 빡센 운동 안 해도 타고난 것만으로 둥글고 빵빵해 보이기도 하는데, 운동까지 더한다면 말할 것도 없다. 한국인 중에도 이렇게 태어나는 행운아가 더러 있다. 점지해주신 유전자 신과 부모님의 축복이다. 문제는 이런 사람들이 인플루언서, 셀럽으로 나타나 '너희도 운동하면 나처럼 됨'이라며 희망고문 한다는 건데, 정말 엉뽕패드로 입을 틀어막아 버리고 싶다.

그럼 타고난 엉덩이를 어떡해야 하냐고? 시작점이 불리하다는 거지 운동해도 효과가 없다는 의미는 아니다. 아무리 저주받은 엉덩이로 태어났어도 운동으로 동네엉짱 먹을 수준은 충분히 된다. 그러니 '실물인지 아닌지도 알 수 없는' 이미지에 홀려 턱도 없는 목표치로 스스로를 고문하지만 마라.

엉짱이 드문 이유2 - 안 쓴다

그러면 서구에는 유전자 신의 축복으로 엉짱이 넘쳐나냐 하면 그것도 아니올시다. 헐리웃 영화나 온라인을 벗어난 현실은 정반대다. 그 동네도 '몸매 좋고+엉덩이도 예쁜' 사람 보기가 하늘의 별 따기인 건 매한가지다. 첫 번째 이유는 당연히 비만 때문이지만 논점 밖이니 넘어가고, 그 외의 현실적인 이유는 간단하다. 엉덩이 근육을 안 써서다. 이건 동서양이 공통이다.

아래는 인간의 엉덩이가 하는 중요한 기능들이다.

- 바닥까지 푹 쪼그려 앉았다 일어나기
- 암벽등반처럼 아주 가파른 길 오르기
- 전력으로 달리기

공통점은 고관절을 아주 많이 굽혔다 펴는 동작이다. 또 하나의 공통점은 죄다 현대의 실생활에서 별로 안 하는 동작이라는 거다. 요즘은 식탁을 쓰니 바닥에 완전히 쪼그려 앉았다가 하체 힘만으로 일어나는 일도 많지 않고, 가파른 오르막은 어디 있는지도 모르겠고, 노상강도나 사자에게서 죽어라 도망치는 경험은 평생에 한 번 있기도 어렵다.

사람들이 그나마 많이 하는 '걷기'는 엉덩이와는 별로 인연이 없다. 걷기에서 엉덩이는 몸의 중심을 잡는 보조 역할만 한다. 이래저래 현대인에게 엉덩이는 덩칫값을 못 한다. 덩치가 큰 근육일수록 빡세게 쓰지 않으면 운동도 안 되니, 정말 마음먹고 운동하지 않는 한 퇴화 아닌 퇴화를 하는 것도 당연지사. 이쯤이면 타고난 엉덩이 좋은 서구인이라고 별 수 없다.

그럼 '마음먹고 하는 운동'에는 뭐가 있을까? 사실 헬스 상급자쯤 되면 엉덩이 운동은 단순하다. 바벨에 원판 잔뜩 박아넣고 데드리프트, 힙 쓰러스트 같은 토 나오는 운동 하면 해결된다. 그런데 초보자가 이렇게 했다가는 엉덩이 전에 허리부터 뽀사지니 문제 아닌가. 일단은 눈높이에 맞는 엉덩이운동부터 시작해보자.

엉덩이 운동 - 집부터 야외, 헬스장까지

검색창에 엉덩이 운동이라고 치면 엎드려서 다리를 뒤로 차는 덩키킥이나 힙 브릿지 같은 운동이 나올 거다. 이런 운동들은 집에서 가볍게 하기 딱 좋다. 딱히 헬스장에 가지 않는다면 평상시 TV보다가, 아니면 잠자리에 들기 전에 좌우 딱 50번씩만 의무방어전으로 해보자. 엉덩이 말고 허벅지 뒤쪽도 함께 단련된다.

그런데 엉덩이에만 올인하기보다는 다른 운동을 겸하면서 엉덩이'도' 단련할 수 있는 일타쌍피 운동법은 없을까?

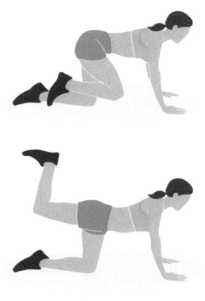

덩키 킥

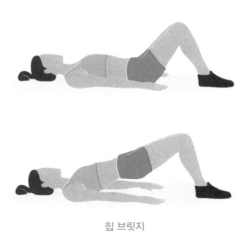

힙 브릿지

전력달리기, 오르막 오르기

체력을 기르면서 엉덩이까지 단련할 수 있는 원탑은 전력달리기다. 슬렁슬렁 조깅 정도는 곤란하다. 칼 든 강도나 굶주린 사자를 피해 결사적으로 달릴 정도는 되어야 하는데, 헬스장에서 그랬다가는 쫓겨난다. 대부분의 전동식 러닝머신은 아무리 빨리 돌려도 건강한 성인이 죽어라 뛰는 속도보다 느리다. 학교 운동장이나 넓은 공터라면 모를까 야외에서 하기도 마땅치 않다.

대안은 '오르막과 계단'이다. 엉덩이는 걸을 때보다는 달릴 때, 평지보다는 오르막이나 계단을 오를 때 쓴다. 걷기운동이나 조깅을 하다가 오르막이나 계단을 만나면 한숨부터 쉬지 말고 '얼씨구나, 웬떡이냐' 하고 속도를 내서 죽어라 달려보자.

이때 다리를 앞으로 뻗을 때 힘을 주지 말고 다리를 뒤로 밀어낼 때 힘을 줘라. '지면을 뒤로 차고 오른다'는 느낌이다. 엉덩이 단련도 단련이지만 무릎을 보호하는 데도 직빵이다.

데드리프트

헬스장에 다닌다면 선택지는 두말 없이 데드리프트다. 데드리프트는 온몸을 다 단련하는 종합운동이지만 그 중에도 엉덩이를 유독 많이 쓴다. 이름은 왠지 살벌하지만 사실 다른 유명한 근력운동과 비교하면 배우기도 쉽다. 무게도 잘 올라가고, 하드코어 냄새도 뿜뿜하니 한 가닥 있어 보여서 할 맛이 나는 종목이다. 웬만한 여성들도 몇 달만 연습하면 자기 몸보다 무거운 바벨을 쑥쑥 들 수도 있다.

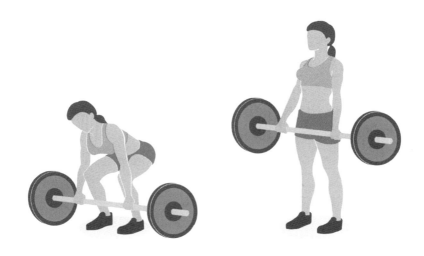

데드리프트

다만 우리나라 헬스장들이 대개 남의 건물에 입주해 있다보니 데드리프트의 정석인 '컨벤셔널 데드리프트'는 어려운 때가 많다. 그래서 보통은 그와 대충 비슷해 보이는 '루마니안 데드리프트'를 하는데, 이게 잘못 배우면 허리를 다치기도 쉽다. 그런데 이 책의 목적이 뭔가. 깡초보도 최소의 노력으로 최대의 효과를 얻자는 것 아닌가. 그래서 들고 왔다. '덤벨/케틀벨 스모 데드리프트'다.

이 종목은 무거운 바벨 없이도 할 수 있고, 보통의 데드리프트보다 허리를 다칠 위험도 적다. 케틀벨이든 덤벨이든 있으면 좋지만 다른 무거운 것도 상관없다.

정말 아무것도 없는 개털이면 그냥 맨몸으로, 양팔은 앞으로 나란히 상태로 해도 횟수만 빡세게 잡으면 운동이 된다. 물론 이때는 데드리프트가 아니고 스모 스쿼트라는 다른 이름이 붙는다. 대신 다리가 후들거릴 때까지 적어도 50개는 넘게 해야 할 것 같다.

① 다리를 어깨보다 훨씬 넓게 벌리고 서서 발끝을 무릎과 같이 바깥쪽으로 향한다. 상체는 최대한 곧게 세운다. 덤벨이든 케틀벨이든 최대한 무거운 것을 다리 사이에 놓는다.
② 상체를 세운 상태로 다리만 굽혀 내려서 덤벨을 잡는다.
③ ②의 상태 그대로, 엉덩이와 허벅지에 힘을 빡 주면서 무릎을 펴고 일어선다.
④ 이 자세를 다리나 엉덩이가 후들거릴 때까지 반복한다.

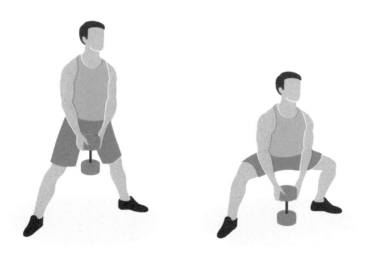

덤벨 스모 데드리프트

이걸 할 때 주의할 점이 있다. 첫째, 무게중심은 발의 3분의 2쯤 뒤쪽에 실려 있어야 한다. 둘째, 엉덩이를 내렸다가 올라갈 때 종아리는 내내 곧게 서 있어야 한다. 다리 힘이 부족하면 무릎이 안쪽으로 모여지면서 다리가 〉〈 모양이 되기도 하는데, 운 없으면 무릎 뽀개먹는다. 자세가 안 나오면 그냥 맨몸으로 해라.

런지

데드리프트가 어렵다는 이미지 때문에 거리감이 든다면 런지가 있다. 런지는 스쿼트에 이은 넘버 투 하체운동인데, 허벅지 앞면에 진심인 스쿼트와는 다르게 허벅지 뒷면에 엉덩이까지 두루두루 쓰고, 균형감까지 길러주니 사실상 스쿼트보다 낫다고 하는 사람도 있다. (필자도 어느 정도 동의한다.)

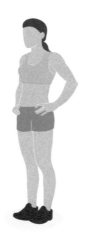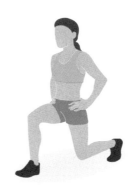

런지

헬스장을 등록한 깡초보라면 일단은 맨몸으로 연습하고, 중량을 쓰기 시작하면 스미스 머신에서 연습하자. 더 익숙해지면 바벨이나 덤벨을 들고 하면 된다. 집에서 혼자 한다면 초보 때는 한 손으로 벽을 짚고 중심을 잡아도 된다.

케틀벨 스윙

케틀벨 스윙은 유산소운동과 근력운동을 겸하는 소위 '컨디셔닝 운동'으로 유명하다. 기초체력 발달에도 좋고, 엉덩이와 허리 주변을 모두 단련하는 유용한 운동이다. 사실 데드리프트와 포지션이 좀 비슷한데, 데드리프트를 기초체력 발달 버전으로 한다고 봐도 크게 무리는 없겠다.

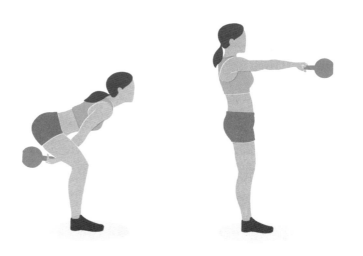

케틀벨 스윙

이게 막 알려지기 시작했을 때는 엉덩이를 뒤로 쑥 내밀었다가 앞으로 탁 쳐서 미는 동작이 연인이나 부부가 침실에서 묵찌빠 하는 (?) 자세를 연상케 한다는 오해도 받았고, 정력에 좋다는 식으로 홍보되기도 했다. 이젠 워낙 유명해져서 이거 한다고 눈깔 굴리는 변태는 거의 없다. (뭐, 그러리라고 믿는다.)

어쨌든 엉덩이 업 하는 건 물론이고 체력을 길러보고 싶다면 꼭 배워보자. 평생 써먹을 수 있는 좋은 운동이다. 혹시 아나, 연인과 묵찌빠 할 때 정말로 도움이 될지.

다만 허리에는 부담이 될 수 있으니 디스크나 협착증 같은 문제가 이미 터졌다면 이것보다는 런지, 그 뒤에 스모 데드리프트로 가고 마지막에나 시도하자.

예쁜 가슴을 가질 수 있을까?

많은 여성이 볼륨 있는 가슴을 원한다. 그렇다면 질문 하나. 유방 안쪽은 뭘로 되어 있을까? 근육이라 답했다면 틀렸다. 유방 안쪽은 거의 지방이다. 아기에게 모유로 줄 여분 열량이 여기에 저장된다.

살을 뺄 것인가, 가슴을 지킬 것인가

가슴도 엉덩이처럼 디폴트값은 타고난다. 여기서 얼마나 더하거나 뺄지는 순전히 체지방률, 쉽게 말해 뚱뚱한지 말랐는지에 좌우된다. 불편하지만 팩트는 알고 시작하자. 가슴을 키우는 제일 쉬운 방법은 가슴운동이 아니고 뚱뚱해지는 거다. 가슴을 줄이고 싶다면 살을 화끈하게 빼면 된다. 가슴운동 머신에 붙박이로 붙어 있는 분들께는 미안하지만 유방은 운동으로 커지지 않는다. 깊이 보면 사실 반대다.

애니메이션이나 카툰에서 흔히 보이는, 가슴 빵빵하고 허리는 모래시계처럼 잘록한 미소녀야말로 말 그대로 상상의 산물이다. 허리가 잘록해질 만큼 체지방이 없는데 가슴에만 수박만하게 지방 덩어리가 붙을 리가 있겠나? 몸이 미친 거지.

자, 그런데 지금부터는 더 심각한 문제다. 뚱뚱했다가 살을 빼면 가슴이 줄어드는 것까지는 일단 용서한다 치고, 가슴이 커지면서 늘어났던 피부나 그 지지 조직은? 아마 대부분의 독자들은 정확히 상상했을 거다. 맞다. 바람 빠진 풍선처럼 축 처진다. 심한 경우는 옛날에 '할머니 젖'이라 불렀던 모양이 되기도 한다. 여성의 가슴 크기와 다이어트를 놓고 벌어지는 골 아픈 딜레마다.

그럼 살은 빼면서 가슴은 유지할 방법이 없냐고? 아니면 살은 안 찌우고 가슴의 지방만 늘릴 방법을 찾고 있나? 미안하다. 특정 부위 체지방만 '자연적으로' 빼거나 붙일 방법은 없다. 날씬한 몸과 가슴 크기 양쪽 모두를 포기할 수 없다면 보정속옷을 찾아보거나 성형외과 가서 지방 대신 실리콘이라도 붙여라.

가슴이 최대한 돋보이는 방법은 없을까?

살을 찌우거나 보형물 말고는 가슴 자체를 키울 방법은 없다고 치고, 그럼 조금이라도 '가슴이 돋보일' 방법 혹은 운동은 없을까? 흠, 없지는 않다.

대흉근과 등 키우기

가슴 밑판 자체는 대흉근이라는 근육이다. 유방은 그 위에 추가로 붙은 지방 조직이다. 남자들이 갑바를 키우듯 여성도 벤치프레스나 푸시업으로 가슴 밑판이 불룩해지면 유방도 실제보다 조금은 커 보일 수 있다.

여기서 '유레카!!!'를 외치기 전에 팩폭 하나 날리겠다. 대흉근은 여성이 남성보다 '유독' 약한 근육이다. 불법 약물이라도 하지 않는 한, 여성은 아무리 빡세게 가슴운동을 해도 남성 보디빌더의 빵빵한 갑바처럼은 안 나온다. 그러니 가슴운동으로 드라마틱하게 가슴이 커지리란 기대는 마시라. 그저 안 하는 것보다 나은 수준이다.

그런데도 여성에게 대흉근 운동을 시키는 건 다른 이유다. 일단 유방 사이의 가슴골이 예뻐진다. 대흉근이 부실한 상태에선 가슴골이 선명하지 않을 뿐더러, 그 상태로 마르기라도 하면 가슴골 뼈(흉골)만 우둘투둘 드러나 몇 달 굶은 난민처럼 보인다. 그리고 가슴운동은 어깨운동을 겸하기도 하니까 얼굴이 작아 보일 수 있다. 이걸로도 여성이 가슴운동을 할 이유는 충분하다.

여기에 빠뜨릴 수 없는 게 자세다. 가슴을 곧게 펴면 작은 가슴도 업 되고 탄탄해 보인다. 이렇게 가슴을 펴주는 게 등 근육이다. 그러니까 탄탄한 등은 가슴을 더 매력적으로 만드는 숨은 주역이다.

여성이 가슴과 등을 동시에 단련하는 대표운동은 푸시업이다. 문제는 초보 여성 대부분이 머리에서 발끝까지 쭉 펴고 하는 정자세 푸시업이 안 된다는 건데, 무릎을 대고서라도 죽어라 연습해라. 정자세가 한 개라도 되면 그 뒤는 쉽게 늘어난다. 국대급 피지컬을 타고나지 않은 여성도 정자세 10~20개 정도까지는 충분히 가능하다.

가슴 크기는 체지방도 한몫한다

체지방이 여기저기서 몰매를 맞고 있다 보니 무조건 적어야 좋다고 착각하곤 하는데, 천만의 말씀이다. 체중 50kg 이하의 작고 마른 여성은 체지방률 20~25%, 그 이상의 체중에서는 체지방률 18~25%는 되어야 정상적인 가슴 크기가 나온다.

운동에 맞는 브라 착용하기

달리기나 점프처럼 위아래로 많이 움직이는 운동은 가슴에도 부담을 준다. 설마 노브라로 이런 동작을 하는 사람은 없겠지만 문제는 어떤 브라를 입느냐다.

헬스장에 사진 찍으러 가는 게 아니면 가슴에 수박 두 개씩 매단 성형 모델들 이미지는 잊어라. 운동할 때 브라는 얼마나 크고 업되어 보이냐가 아니라 호흡에 무리가 되지 않는 선에서 얼마나 잘 눌러 잡아주느냐가 관건이다. 가슴이 돌출될수록 운동 능력과 효과도 떨어지고 유방 지지섬유도 망가지기 때문이다. 결과는 몇 페이지 앞에서 말했으니 더는 노코멘트한다.

평소에 와이어 들어간 예쁜 브라를 실컷 입는 건 자유지만 운동할 때는 가슴 전체를 적당히 눌러주는 스포츠 브라를 입어라. 그래야 예쁜 가슴 1년이라도 오래 보존한다.

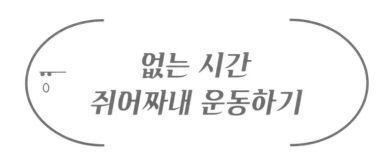

없는 시간
쥐어짜내 운동하기

운동을 언제 할까? '남는 시간'에 한다는 말은 안 하겠다는 말과 동급이다. 남는 시간 따위는 어차피 없다. 종일 게임하고 유튜브, 드라마 때리느라 빈둥거리는 사람도 남는 시간은 없다. 운동은 남는 시간에 하는 게 아니라 '시간을 내서' 하는 거다.

그런데 이렇게 짜낸 시간조차도 너무 짧아서 헬스장을 다니는 건 고사하고 홈 트레이닝에 투자하기도 마땅치 않을 수 있다. 갓난아기를 키우는 부모라면 한두 시간 헬스장을 다녀오기도 힘들 테고, 새벽에 출근해 밤 늦게 퇴근하는 직장인도 그렇다. 이런 사람들은 어떡해야 할까?

방법은 있지만 희망고문 예방 차원에서 미리 약을 좀 치겠다. 일상에서 운동하기를 택했다면 일단 기대치는 낮춰라. 짬짬이 운동하면서 보디빌더나 모델 아무개처럼 되겠다는 건 도둑님 심보다. 그런 사람이 어딘가엔 있겠지만 당신이 유전자 신의 축복을 받은 개체가 아니라면 긴 시간과 큰돈 투자해서 운동하는 사람보다 뒤질 수밖에 없다는 건 받아들여라. 둘이 같다면 수억 원 투자한 헬스장이 있을 이유가 있겠나.

지금부터 당신의 현실적인 목표는 상위 1%가 아니라 상위 5%다. 그쯤만 돼도 남들 앞에서 우쭐대긴 충분하다. 자, 그럼 이런 사람들이 운동하는 법을 요약해 보겠다. **집에서는 짬짬이 근력운동 해서 근육을 기르고, 밖에선 빡세게 움직여 기초체력 기르고 체지방을 줄여라.**

홈 트레이닝도 헬스장 운동 못지않게 빡세게 하고픈 사람이 있다면 필자가 쓴《홈트의 정석》을 참고하기 바란다.

집에서 하는 근력운동

이제 막 운동에 발을 들여놓는 초보자가 집에서 할 근력운동 TOP3를 찾는다면 이미 답은 나와 있다. **스쿼트나 런지, 푸시업(팔굽혀펴기), 턱걸이다.**

짬날 때마다 이거 세 종목만 '더는 못 할 지경까지' 해라. 더 못하면 2~3분 쉬었다가 다시 하든지, 다음번에 짬날 때 하면 된다. 더는 못 할 때까지 한 번 완수했다면 1세트다. 하루 전체를 통틀어 각 종목별로 5세트 이상, 목표는 8세트까지 무조건 해라. 단, 턱걸이는 기구가 필요한데 가까운 곳에 철봉이 있다면 다행이고, 없다면 가격

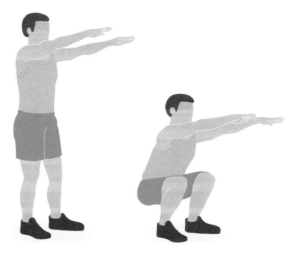

스쿼트

비교 사이트에 '치닝디핑' 혹은 '문틀철봉'을 찾아봐라. 그리 비싸지
도 않다.

아 참! 스쿼트는 몰라도 푸시업이나 턱걸이는 아예 안 되는 사
람이 있겠다. 푸시업은 무릎 대고 하고, 턱걸이는 의자 놓고 발끝을
걸치거나 고무밴드 걸어서 해라.

남성이라면 연속으로 턱걸이 15개, 푸시업 30개, 스쿼트 50개
쯤을 1차 목표로 삼아라. 그쯤이면 체지방만 걷어내고, 기초체력 좀
가다듬으면 충분히 몸짱이 될 준비가 되었다. 여성은 스쿼트에선 남
성과 같은 목표를 잡아도 되지만 턱걸이와 푸시업에선 절반이 목표
다. 턱걸이는 밴드 걸고 해도 된다.

그런데 근력운동으로 근육을 기르는 건 좋다. 그런데 이걸로 체지방을 빼거나 기초체력을 기르는 건 아무래도 역부족이다. 나가서 달리거나 자전거를 타면 딱 좋겠지만 굳이 '나 운동해요~'라고 드러내지 않고도 운동이 되는 다른 방법이 없을까?

니트라고요? 입는 건가요?

니트NEAT라는 게 있다. 'Non-Exercise Activity Thermogenesis'에서 앞 글자를 따왔는데, 우리말도 아니니 안 외워도 상관없다. '비非운동 활동대사'라는 뜻인데 맘먹고 하는 운동 말고 그 외의 활동들에서 에너지를 쓴다는 뜻이다.

여기엔 일상에서 움직이는 모든 것이 포함된다. 눈을 깜박이거나 다리를 떠는 것부터 걷고, 공부하고, 집안일 하는 것도 포함된다. 기초체력과 체중은 이런 기본적인 활동과 식사에서 대부분 결정된다. 운동은 여기서 플러스 알파다.

하루에 쓰는 에너지 중 60~70%는 생명을 유지하는 소위 기초대사량이다. 컴퓨터로 치면 켜놓고 놔뒀을 때 쓰는 전기다. 10% 정도는 먹은 음식을 소화하는 데 쓰인다. 결국 움직이거나 운동하면서 쓰는 에너지는 전체의 20~30% 뿐이다.

머릿속이 슬슬 복잡해지는데, 거의 다 왔으니 한 단계만 더 들어가자. 문제의 20~30% 중에서 시간을 내어 운동했을 때 쓰는 열량은 평균 3분의 1, 그러니까 전체에서 10% 정도다. 실제 1시간 열심히 걸으면 하루에 쓰는 열량이 10%쯤 늘어난다. 나머지가 20%인데,

이게 일상생활에 쓰는 열량이다. 그러니까 기초대사량을 빼면 가장 많은 비중이다.

자, 그럼 체중 관리는 어떡할까? 간단하다. 먹는 양과 쓰는 양과의 시소 놀이다. 그걸로 땡이다. 그 이상 잔머리 쓰지 마라. 앞에도 적었지만, 이 팩트를 피해보려고 잔머리 굴리다가 항상 망한다. 그렇다면 체중 관리에서 중요도 순위는 다음과 같다.

먹는 양 조절(최대 100%) 〉〉 일상 활동(20%) 〉 운동(10%)

그럼 운동 시간을 무진장 늘리면 어떻게 될까? 운동으로 살을 빼려는 시도를 한 번이라도 해봤다면 1시간 운동을 3시간으로 늘린다고 3배 빨리 빠지지 않는 걸 알게 된다. 운동할 때 쓴 에너지가 하늘에서 뚝 떨어지지는 않았을 텐데 대체 어디서 왔을까?

우리 몸은 무리한 운동이나 식사량 조절로 에너지가 부족하면 무의식중에 일상에서 에너지 소모를 줄인다. 걸음이 느려지고, 머리가 둔해지고, 심지어 말도 느려진다. 스마트폰 배터리가 다 되면 절전 모드로 버벅대는 것과 마찬가지다. 그러니 굶어 죽을 만큼 식사량을 줄여도, 다리가 부러질 만큼 운동을 오래 해도 실제로 체중은 기대처럼 변하지 않는다. 매사 짜증만 나고 성질만 더러워진다.

그래서 어려운 식사 조절이나 힘든 운동 대신 일상 활동을 '에너지 과소비 모드'로 바꿔 보자는 게 '니트'다. 그럼 일상을 어떻게 바꾸면 될까?

대중교통 두세 정거장 먼저 내리기

지하철역 한 정거장 거리를 걷는 데 얼마쯤 걸릴까? 도심지라면 10분 안쪽, 외곽은 이보다는 조금 더 걸린다. 시내버스 정류장은 그보다 짧아서 보통 5분 남짓이면 걸어갈 수 있다. 차에 타고 있다고 순간 이동하는 것도 아니니 두세 정거장쯤 빼서 걸어도 실제 더 걸리는 시간은 길어야 십여 분 남짓이다. 마음먹고 운동할 때처럼 운동복 갈아입고, 씻는 시간에 더 투자할 일도 없다.

대신 편한 신발을 신고, 백팩처럼 운동에 지장이 적은 가방을 써라. 우리나라는 치안도 좋은 편이라 외국처럼 총 든 노상강도에 목숨 걱정할 필요까지는 없다.

중간에 사거리 지하철역, 육교, 지하도가 있다면 보행신호 기다리지 말고 기뻐하며 바로 계단으로 뛰어가라. 지하철을 다시 타라는 말이 아니다. 다음을 보자.

계단 오르내리기

스테어 클라이밍Stair Climbing(계단 등정)이라는 신종 도시형 스포츠가 있다. 뭔가 거창하게 들리는데 별거 아니고 그냥 계단오르기다. 지하철역이나 육교를 만났다면 한 칸씩 빠른 걸음으로 뛰어 올라라. 깊은 지하철 역, 높은 육교일수록 땡큐다. 사무실에서 일하다가 층을 옮겨갈 때도 두세 층 뛰어서 오르면 된다. 사람 많은 종로나 강남 한복판에서 전력달리기를 할 수는 없지만 계단 뛰어오르는 건 눈치도 덜 보이지 않나.

단, 계단 내려가기는 운동 효과는 나쁘고 관절 부담은 커서 가성비가 별로다. 서너 층 이상 내려가야 한다면 엘리베이터를 타라.

만보계나 스마트밴드로 활동량 체크하기

만보계나 피트니스 밴드가 있다면 하루에 얼마나 움직였는지 숫자로 보여주니 동기 유발에는 딱이다. 휴대전화 앱보다는 24시간 지닐 수 있는 밴드 형태가 좋다. 웬만한 밴드들은 보행수는 제법 정확하게 보여준다.

최신 밴드는 24시간 심박수를 측정해 소모 열량까지도 보여주는데 덮어놓고 믿지는 마라. 여러 연구가 있었지만 열량 소모는 그다지 정확하지 않다고 하니 참고하는 데만 써라.

그럼 하루 목표치를 얼마나 잡을까? 웬만하면 하루 6천~8천 보 이상은 걸어라. 한 시간에 한 번은 일어나 주변을 한 바퀴 걷든지, 지하철을 일찍 내리거나 TV를 보며 달밤에 체조를 하든 본인에게 맞는 방식으로 하면 된다. 다만 걷기만으로는 근육을 얻기 어려우니 근력운동도 함께 하는 건 필수다.

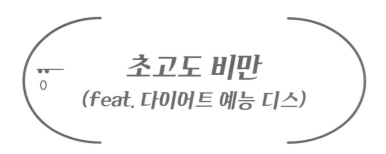

초고도 비만
(feat. 다이어트 예능 디스)

'초고도 비만'은 그냥 많이 뚱뚱한 사람들을 지칭하는 게 아니다. 일 상생활이나 외출이 힘들고, 무릎이나 허리가 아파 운동도 어려운 정 도의 아주 심한 비만인이다. 의학적으로는 BMI 35 이상을 말하지만, 개인적으로는 걷기 운동조차 어렵고, 스스로는 식사량 조절 능력을 잃은 사람들을 이 부류로 나누고 싶다.

그런데 이런 사람들은 다이어트 예능의 소재로 등장하는 경우 가 많다. 해외에도 유명한 비기스트 루저Biggist Loser를 비롯해 많은 초고 도 비만의 다이어트 예능이 있었는데, 우리나라나 그들이나 하나같 이 공통점이 있다. 방송에 나오는 동안은 깜짝 감량하지만 결과적으 로는 대부분 실패한다는 점이다.

까놓고 말해 다이어트 예능은 시청률 얻는 방송국, 유명세 얻는 트레이너, 협찬한 다이어트 회사와 의사를 위한 방송이다. 예능은 예능일 뿐 그곳의 정보는 초고도 비만인에게는 도움도 안 된다. 예능은 시청자들 웃고 카타르시스 느끼라고 만드는 거다. 트레이너 붙여 운동시키고, 현미밥에 고구마나 닭 가슴살 같은 보디빌더 시합 준비에나 쓰는 식단으로 몇 kg 빠졌는지 보여주며 보는 사람들이 자기 살 빠지는 것처럼 희열을 느끼게 해주는 거다. 제품 광고는 덤이다.

하지만 초고도 비만의 원인은 운동을 안 해서도 아니고, 현미밥이나 고구마나 닭 가슴살을 안 먹어서도 아니다. 저렇게 빼는 건 원인 해결이 아니다. 초고도 비만이라면 저런 프로 보지 마라. 몸 아니면 마음만 망가진다.

밥 많이 먹어 찐 게 아니다

여기 보통 사람이 있다. 집밥 세 끼 먹고, 군것질도 가끔 하고, 친구 만나면 소주에 삼겹살 먹고, 때로는 치킨이나 피자도 먹는다. 이렇게 살면 뚱뚱해질 거다. 하지만 식욕은 한계가 있고, 뚱뚱해질수록 쓰는 열량도 많아지니 어느 순간 둘이 만나는 접점이 온다. 대부분은 그 언저리에서 적당히(?) 비만한 채로 일상을 계속한다. 고혈압이나 당뇨 등이 시작될 수 있고, 주변에서 살 좀 빼라는 잔소리도 듣겠지만 그것 때문에 우울해지거나 일상이 무너지지는 않는다.

그런데 이 접점을 넘어 초고도 비만까지 가려면 식욕을 무시하고 계속 먹을 수 있는 음식이 있어야 한다. 밥으로는 안 된다. 탄산음료, 과자, 빵 등이 있고, 끼니와 무관한 야식도 한몫한다. 계속 불어나는 살에 멘붕이 오고, '될 대로 되라'며 손을 놓는 순간 살을 빼려는 의욕도, 자신감도 모두 잃고 일상 자체가 무너져버린다. 여기부터는 의지의 영역을 넘기 때문에 '상태'가 아니고 '질병'이 된다.

어설픈 다이어트가 당신을 더 망친다. 그냥 밥 먹어라

이들이 다이어트 자료를 찾으면 뭐라고 나올지 뻔하다. 그놈의 현미밥에 샐러드, 고구마와 닭 가슴살이 또 등장한다. 결과도 뻔하다. 애당초 배고픔을 견딜 수 있는 상태가 아니니 거창하게 시작해 봤자 며칠만에 포기한다. 해법은 간단하다. 세 끼니 배부르게 밥 먹어라. 풀때기 앞에 놓고 인생 한탄하지 말고 흰쌀밥에 좋아하는 반찬 놓고 먹어라. 라면이어도 상관없다. 세 끼니 중 하나이기만 하면 된다. 초고도 비만 상태에서 세 끼니 밥 정도는 배부르게 먹어도 살 안 찐다. 당신의 문제는 끼니가 아니니까 말이다.

절대 해선 안 될 것이 있다. 다이어트 한답시고 세 끼니 밥은 줄여 먹고, 헛헛하다며 군것질하지 마라. 밥을 안 먹으니 군것질로 살찌는 거다. 실제로 초고도 비만인 상당수는 밥을 얼마 못 먹는다. 안 먹는 게 아니고 못 먹는다. 그런데도 기억에서 군것질은 지워지고 밥 적게 먹은 것만 남아 '밥도 안 먹는데 왜 살찌는지 모르겠다'는 식으로 합리화한다. 다시 말하지만 밥 먹어라. 식간에 군것질이 땡기면 밥이 부족한 것이니 끼니에서 밥을 억지로라도 더 먹어라.

운동하지 말고 그냥 움직여라

초고도 비만 상태의 몸은 바퀴가 꺼질 만큼 과적한 화물차와 같다. 과적한 차가 쌩쌩 달릴 수 없듯이, 초고도 비만도 함부로 운동해선 안된다. 운동 정보 영상, 보디빌딩 서적 따위는 무시해라. 스쿼트니 푸시업이니 떠들어도 지금은 필요 없다. 그럴 시간에 체조 하고, 밖에 나가 산책해라. 몸이 무거운 만큼 그 정도만 움직여도 살이 빠진다.

단, 그 상태가 계속 가지는 않는다. 그 정도로는 안 빠지기 시작했다면 '보통 비만'이 된 걸 축하할 때다. 운동은 그때부터 하면 된다.

비만 '치료'가 필요할 수도 있다

초고도 비만의 상당수는 이미 멘탈이 붕괴된 상태다. 그런 이들에게 의지만 부르짖고 운동, 다이어트만 강요해선 답이 없다. 초고도 비만은 의료보험이 적용되는 치료 대상이다. 망가진 몸의 치료와 함께 때로는 마음의 치료도 필요하다.

스스로 살 빼려는 시도도 실패했다면, 의지가 계속 무너진다면 그땐 혼자 붙들고 끙끙 앓지 말고 병원을 찾는 게 낫다. 최근에는 정신건강의학과에 대한 거부감도 많이 사라졌고, 위절제 등 비만치료수술이나 약물 요법도 많아졌다. 무너진 멘탈을 상담이건 약물이건 무언가의 도움으로 해결해야 감량의 난이도도 낮출 수 있다.

어떤 이들은 수술이나 약물치료면 초고도 비만인도 영화처럼 날씬이로 재탄생한다고 착각하는데, 수술이나 치료 후에는 결국 스스로 살을 빼야 한다. 수술이나 약물은 넘어져서 스스로 못 일어나는 사람을 일으켜 출발대에 다시 세우는 응급조치일 뿐이다.

3강

첫 출석

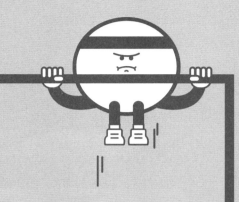

자, 예습은 했으니 이제 전장으로 나가자. '피트니스'
운동. 속칭 '헬스'는 웬만한 동네에는 다 있어 접근성
이 좋고, 가격도 저렴하고 운동 효과도 좋다. 문제는
초보자에겐 헬스장 자체가 너무너무 낯설다는 거다.
어떻게 고르는지도 모르겠고, 어떤 기구가 무슨 용도
인지도 모르겠고, 영업이라도 당하면 어버버하다가
덜컥 바가지 쓰지나 않을지도 걱정이고, 눈치 보이거
나 주눅 들지 않고 첫 며칠을 '생존(?)'할 수 있는지
등 지극히 현실적인 걱정도 많이 한다.
그래서 3강은 운동하려고 마음먹은 사람이 헬스장 전
단지를 뒤적거리는 순간부터 운동 시작하고 첫 보름
넘기기까지를 다룬다.
이전에 헬스장을 다니며 기구 좀 만져 본 사람이라면
이번 강의는 건너뛰고 바로 다음 강의로 가도 좋다.

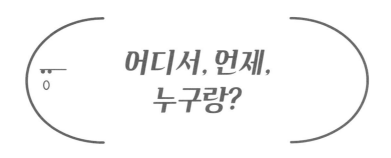

어디서, 언제, 누구랑?

일단 집 주변에서 운동할 곳부터 골라보자. 집이나 동네 공원에서 운동할 양이 아니라면 십중팔구는 가까운 헬스장이나 그 비슷한 시설을 찾을 거다. 지금부터는 헬스장을 기준으로 설명하겠다. 헬스장을 알아보기 전에 명심할 것은, 다른 스포츠와 달리 대부분의 헬스장은 이용료에 강습비가 포함되어 있지 않다는 점이다. 80~90년대까지만 해도 신입 회원에게 '관장님'들이 운동을 가르쳐 주었지만 이제 그런 곳은 거의 없다. 개인 트레이닝을 안 받을 거라면 각자도생해야 한다.

헬스장 고르기
거리
지도 앱이나 웹페이지를 열고 집이나 직장 주변 헬스장을 검색해 보

자. 헬스장이 흔한 도시 지역이라면 거리가 1km 넘는 곳은 제껴라. 걸어가는 것도 운동이 되지 않겠냐고 여길지 모르겠지만 그건 지금 생각이고, 멀면 아예 안 가게 된다.

　가능하면 평소 다니는 동선에 가까이 있는 게 좋다. 그래야 목욕하러 가는 셈 치고 걸음을 옮기게 되고, 막상 헬스장에 발을 들여놓으면 분위기에 휩쓸려 운동을 하게 된다.

PT숍 vs 일반 헬스장 vs 크로스핏 박스

헬스장 중에는 개인 강습만 하는 'PT숍'이 있고, 이용료만 내고 개인 운동을 하는 일반적인 헬스장 그리고 헬스장으로 부르기는 애매하지만 요즘 자주 보이는 크로스핏 박스가 있다.

　PT숍은 일반 고객 없이 트레이너와 1대 1 혹은 서너 명의 그룹 강습만 하니 같은 시간대의 진상 회원 때문에 속 썩을 우려도 없고 프라이버시를 지키기도 좋다. 보통은 40분~1시간 세션 단위로 계약하는데, 비용이 높은 만큼 시설 관리는 잘 되는 편이다. 다만 규모가 작다보니 기구 종류도 몇 안 되고 개인 운동에 제약이 있을 수도 있다.

　일반 헬스장은 시설 이용권이다. 규모가 크고, 장비 숫자도 많고 사람은 더 많다. 텅 빈 시간대에 운동할 수 있다면 축복이겠지만 퇴근시간 직후 저녁때처럼 붐비는 시간대에는 원하는 운동을 못 하는 경우도 수두룩하다. 요즘은 인원수를 아예 정해놓는 곳도 있다.

　개인 트레이닝은 해도 되고 안 해도 된다. 등록과 동시에 권하는 경우가 대부분인데, 혼자 하면 다친다느니, 불균형이 심하다느

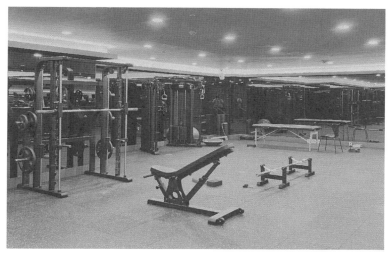

PT숍

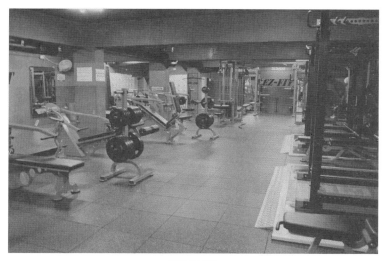

일반 헬스장

니, 세일 중이라느니 하는 단골 문구는 일단 무시해라. PT 안 받는 고객이 훨씬 많으니 괜스레 미안하다고 주눅 들 것 없다.

설사 개인 트레이너가 필요하다 해도 초면에 덜컥 계약하는 호구는 되지 말자. 능력도 모르는 랜덤 트레이너와 수십, 수백만 원짜리 계약을 한다니 말이 안 된다. 일단 계약하면 담당 트레이너를 바꾸거나 환불하기도 어렵다. 설사 바꾼들 데면데면해져 더 불편하다. 최소 몇 주 다니며 트레이너들 면면을 파악한 후에 고르자.

그 외에 구청이나 주민센터 같은 관공서, 단체나 직장에서 운영하는 공익 성격의 헬스장도 있다. 가격도 저렴하고, 사설 헬스장 못지않게 시설이 잘 갖춰진 곳도 있다. 하지만 이용자 관리가 느슨하다 보니 민폐족을 만날 우려도 큰 게 흠이다.

대형 헬스장에서는 GX(Group eXercise)라고 해서 단체운동 클래스도 운영한다. 대개 GX룸이 따로 있어서 트레이너들이 스트레칭이나 요가, 에어로빅, 뒤에 나올 크로스핏 비슷한 운동을 가르쳐 준다. 유료도 있지만 간단한 클래스는 무료다. 혼자는 운동이 안 되는 깡초보라면 헬스장을 알아볼 때 어떤 GX를 운영하고 있는지도 같이 알아보자.

전통의 헬스장 말고 요즘 부쩍 흔해진 크로스핏 박스가 있다. 크로스핏이 뭐냐고 물으면 필자가 책 한 권을 다시 써야 하니 간단히 말하자면 '내 돈 내고 유격훈련 받기'다. 지구력, 근력, 순발력 등등의 기초체력 기르기에 좋은 종목만 골라 단체로 떡실신할 때까지 운동한다. 달리기, 역도, 턱걸이, 푸시업이나 점프, 로잉머신 등등 가

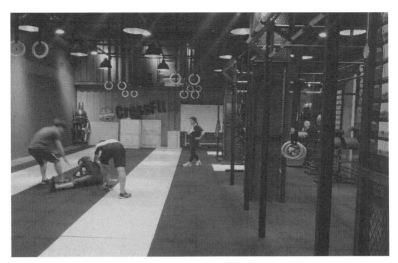

크로스핏 박스

리지 않고 한다.

　　남녀가 함께 단체로 같은 동작을 하니 나만 못 하면 겁나게 쪽 팔린다. 망신살 때문에라도 악으로 깡으로 하게 되니 체력 기르는 데도 좋다. 매일 프로그램도 바뀌니 다양한 운동을 배울 수도 있다.

　　여기까진 장점이고, 지금부터는 단점이다. 일단 정해진 클래스 시간을 지켜야 한다. 체력을 기르자는 게 주목적이니 몸매는 좋아지면 좋고 아니면 팔자다. (그래도 설마 나빠지기야 하겠나.)

　　너무 저질 체력 상태에서는 적응하기 힘들 수도 있다. 단체로 분위기 방방 띄우며 운동하는 건 장점이지만 분위기에 휩쓸리면 아차하다가 몸 망가뜨릴 수도 있다.

　　크로스핏 박스는 헬스장 같은 요란한 머신은 없다. 운동 공간은 휑하니(?) 비어 있다. 한쪽에는 여럿이 동시에 매달려 턱걸이를 하거나 무언가를 매달 수 있는 '크로스핏 스테이션'이라는 철제 구조물이 있고, 로잉머신이나 바벨(역기) 같은 기구, 나무 상자 같은 보조 용품들이 있다. 뛰고 던지며 요란벅적하게 운동해야 해서 지하나 1층에 있는 경우가 많다.

결론적으로, 호불호가 분명한 운동이다. 1회 무료체험을 시켜주는 곳이 많으니 맛보기부터 해보는 게 좋다.

비용

헬스장은 보통 월 단위로 계약하는데, 1~3개월 단기보다는 6개월 이상 장기 계약이 당연히 싸다. 1년 계약쯤 되면 월 단위로 끊을 때보다 반값 가까이로 빠지기도 한다. 하지만 처음 간 헬스장은 아무리 비싸도 일단 1개월부터 끊어라. 단기 계약 대비 장기 계약이 터무니없이 싸도 주의해라. 경영난이 있어 먹튀가 의심되거나 회원들이 오래 못 다니는 이유 등등 문제가 있을 수 있다.

입지로 보면 자본주의 원칙대로 경쟁이 심할수록 싸다. 덕분에 서울 도심지, 아파트 대단지 주변 근사한 신설 헬스장이 생각 외로 쌀 수도 있다. 다시 말해 변두리의 후줄근한 독점 헬스장이 생각 외로 비쌀 수도 있다. 그러니 비까번쩍 외양에 기죽지 말고 여러 군데 전화해 보고, 방문해서 구체적인 조건도 확인 후 선택하자. 라커나 운동복, 목욕비가 별도라면 얼마인지도 확인하자.

2022년 서울에서 장기 계약 기준으로 일반 헬스장은 월 3~6만

원 언저리, 시설 좋은 곳은 8~10만 원 이상도 한다. 그래도 다른 운동시설에 비교하면 저렴한데, 여기엔 이유가 있다. 사실 헬스장 수입에서 이용료는 일부이고, 실상 PT비에서 트레이너와 나눠 갖는 부분이 크다. 이용료가 싼 만큼 PT 영업에도 적극적일 수밖에 없다.

그러니 영업 울렁증이 있거나, 거절을 잘 못 하는 성격이라 헬스장 문을 두드리기 무섭다면 너무 싼 곳은 피하자. (물론 확률일 뿐 비싼 곳이라고 영업이 없는 건 아니다.)

이외에도 연초나 봄 같은 대목에 장기 등록하고 안 나오는 유령 고객이 많은 것도 다른 고객들이 싸게 다닐 수 있는 이유다. 매일 출근부 찍는 성실한 고객들은 얼굴도 못 본 다른 고객에게 고마워해야 한다.

크로스핏 박스는 모든 수업을 지도자가 직접 진행하는 만큼 보통 헬스장보다 비싸다. 보통 월 15~20만 원 정도부터 시작한다.

얼마나 붐비나?

사람이 너무 많으면 계획했던 운동도 못 하고, 부대시설도 쓰기 어렵다. 시끄럽고 다툼도 많아진다. 대개 도심 헬스장은 퇴근 시간 직후가 제일 붐비고, 주택가 헬스장은 그나마 시간대가 분산된다. 입지에 따라 붐비는 시간이 제각각이니 운동할 시간에 방문해 눈으로 확인하자.

시즌별로도 다르다. 헬스장은 사람이 몰려 헬게이트가 열리는 시즌이 있다. 첫째는 새해맞이 몸만들기족이 몰리는 연말연시다. 헬스장 사장님들한테는 이때가 천국인데, 다행인지 불행인지(?) 이때 시작하는 사람 태반이 작심삼일이라 1월 중순만 지나면 숨통이 틘다. 두 번째 헬게이트는 여름맞이 다이어트족이 몰리는 4~6월이다.

헬스장이 제일 한산한 때는 여름 다 지나고 새해도 아직 먼 9~11월이다. 명절 전후로 잠깐 북적일 때도 있지만 헬스장은 이때 다니는 게 제일 개꿀이다.

기구가 많기보다는 필요한 기구가 많은 헬스장

내가 많이 쓰는 기구는 남도 많이 쓴다. 어차피 쓰는 기구는 빤하니 신기한 최신 운동기구보다는 내가 쓸 기구가 많은 곳을 가자.

근력운동에 별 관심 없고 유산소 운동이 주목적이면 PT를 받을 일도 없을 테니 트레드밀 많고, 가깝고 싼 곳이면 당장은 무방하다. 막상 운동에 맛을 들이면 눈높이가 높아져 아쉬움을 느낄 수 있는데, 그때 옮기면 된다.

근력운동도 제대로 해보고 싶다면 기구가 많은 곳을 택하되, 종류가 다양한 것보다는 많이 쓰는 기구가 여러 대인 게 좋다. 기구에 관해서는 뒤에 다시 다룬다.

사람이 문제야!

헬스장에서는 시설보다는 사람 때문에 스트레스를 더 받는다. 기구를 몇 시간씩 독점하거나 시시콜콜 오지랖을 떠는 진상도 있고, 때로는 트레이너가 PT를 과도하게 강요해 눈살을 찌푸리게도 한다.

이런 문제는 직접 다녀보기 전에는 알기 어렵다. 그래서 처음 가는 헬스장에 덜컥 장기 등록을 해서는 안 된다. 비싸도 단기 등록 만 해서 분위기 파악 후, 만족스러우면 그때 장기로 등록하자.

먹튀 헬스장을 어찌하오리까?

헬스장 업주가 문 닫고 야반도주하는, 소위 '먹튀'는 초보건 상급자 건 상관없이 공포의 대상이다. 필자도 당한 경험이 있다. 그나마 한 두 달 끊은 일반회원은 몇만 원 날리고 끝나지만 장기 계약한 개인 트레이닝 회원은 수백만 원을 날리는 날벼락을 맞기도 한다. 대개는 문을 잠가놓고 튀어버리니 라커에 둔 내 물건을 못 찾는 엿 같은 상황이 되기도 한다.

먹튀는 낌새가 있기도 하고, 말 그대로 마른하늘에 날벼락인 때도 있는데, 후자는 어차피 노답이니 조짐이라도 알아두자. 과거에 먹튀한 헬스장들을 보면 대개 이런 일이 있었다.

- 헬스장 관리 상태가 개떡 같아진다. 냉난방, 청소 등의 기본적인 유지관리도 안 된다면, 카운터나 우편함에 공과금 체납 통지서가 자주 보인다면 일단 경계경보다.
- 터무니없는 할인 이벤트를 한다면, 6개월이나 1년 등 장기 계약 에만 과도한 인센티브를 준다면, 현금결제를 유도한다면 경계의 촉을 세우자.
- 오래 있던 트레이너나 직원들이 줄줄이 그만두는 것도 안 좋다.

먹튀든 어떤 이유로든 분위기가 좋지 않다는 신호다. 헬스장 분위기를 잘 아는 고인물 회원들이 우르르 떠나는 것도 나쁜 조짐이다.

- 장기 회원권이나 PT 강습권 매물이 중고 장터에 많아지거나, 기존 회원들에게 사라고 권유하기도 한다.

불안한 헬스장은 안 끊으면 되지만 다른 선택이 없거나 이미 다니는 헬스장에 조짐이 이상하면 어떡해야 하나?

- 일단은 단기로 계약하고 카드는 할부로 하는 게 무난한 선택이다. 20만 원 이상, 3개월 이상 할부를 했다면 할부 철회나 항변을 할 수 있다.
- 개인 라커는 쓰지 말고 용품은 능력껏 가지고 다녀라.
- PT는 웬만하면 받지 말고, 꼭 받아야겠다면 최소 횟수만 끊어라.

언제 운동하면 개꿀일까?

언제 운동하냐고? 앞서 적었듯이, 되는 시간을 최대한 쥐어짜내서 하면 된다. 운 좋게도 '낼 수 있는 시간'을 선택할 수 있다면 어느 때가 그나마 손톱만큼이라도 나을까? 아침? 저녁? 아니면 한밤중에?

아침에 운동해볼까?

아침 운동족들의 특징은 부지런하다는 거다. 부지런해서 아침운동을 한다는 의미가 아니라 아침운동은 방해하는 놈이 별로 없다는 의미다. 일과를 생각해 보자. 친구나 가족모임, 회식, 잔업 등등 불청객처럼 튀어나오는 방해꾼은 거의 저녁에 출몰한다. 아침의 방해꾼은 딱 하나뿐이다. 내 게으름병.

아침운동의 적은 결국 나 하나뿐이다. 습관을 들이기가 어렵지 일단 들이면 잠에서 깨자마자 기계적으로 나가게 된다. 게다가 아침에 운동을 끝내버리면 하루가 맘 편하다. 그래서 운동을 꾸준히 하는 사람 중에는 아침운동족이 많다. 필자도 아침운동족이다.

헬스장이 덜 붐비는 점도 개꿀이다. 대개의 헬스장은 저녁 퇴근 무렵이 하루 중 제일 붐빈다. 아침에 사람이 제법 모이는 곳도 있지만 최소한 저녁보다는 낫다.

단점도 당연히 있다. 운동 안 하던 사람이 아침에 운동하면 하루 종일 죽도록 피곤할 수 있다. 한 달 정도면 대개 적응하지만 마의 고비를 못 넘기고 엎어지는 사람이 많다. 아침에는 몸이 덜 풀려 빡센 운동은 더 힘들 수도 있다. 가능하다면 몸풀기로 20~30분 걸은 후 근력운동을 권하는데, 헬스장까지 후다닥 걷거나 뛰는 것도 몸을 빨리 푸는 방법이다. 사실 아침은 근력운동보다는 유산소운동에 좀 더 유리하다.

단, 고혈압이나 당뇨 환자들은 아침에 혈압과 혈당이 불안정한 케이스가 왕왕 있으니 미리 의사와 상담부터 해라.

저녁에 운동하는 건?

아침운동의 단점이 저녁운동의 장점이다. 일단 덜 피곤하다. 운동 끝내고, 씻고 저녁 먹고 자버리면 땡이다.

아침이 유산소운동에 최적이라면 저녁은 근력운동에 최적이다. 하루 중 가장 근력이 센 때가 오후 무렵이니까 말이다. 그렇다고 유산소운동이 안 되는 것도 아니다. 당뇨나 고혈압이 있어도 오후가 상대적으로 안전하다.

그런데 저녁운동에는 치명적인 단점이 있다. 훼방 놓을 지뢰가 널려 있다는 점이다. 회식에 잔업, 각종 모임 다 챙기면 저녁에는 절대 시간 못 낸다. 집안일 해놓으라는 마누라나 남편, 징징대는 아이는 또 어떡할까. 웬만한 헬스장은 장기 등록하고 안 나오는 고객이 절반 넘는다고 했던가? 그 대부분은 저녁 고객님들이다. 저녁운동으로 개근상을 타고 싶으면 이 모든 방해물을 뿌리칠 만큼 독해야 한다.

전 밤낮을 바꿔 사는데요?

경찰이나 소방 공무원, 24시간 돌아가는 공장이나 편의점 근무자, 배달 노동자 등등 밤낮을 바꿔 살거나 주기적으로 야간족과 주간족을 오가는 직종도 있다. 요즘은 24시간 헬스장도 많으니 장소는 해결한다 치고, 어떤 시간에 운동하는 게 그나마 제일 나을까?

답은 간단하다. 시계 대신 수면시간을 기준으로 정해라. 해가 저물고 있어도 기상 직후라면 당신에겐 아침운동이다. 자기 직전은

저녁운동이다. 모든 운동은 수면이라는 궁극의 회복을 기산점으로
돌아간다.

　　필자가 사족을 붙이자면 야간 근무자는 근무 후 운동을 권한다.
밤 근무는 아무리 애를 써도 졸립고 컨디션이 떨어지는 것을 피할 수
없다. 운동 후라면 그 피로가 몇 배는 더하다. 우리에겐 운동보다는
생계가 더 중요하지 않은가.

개인 트레이닝, 뜨거워서 겁나는 감자

운동은 책이나 동영상만으로는 배우기 어렵다. 얼굴을 맞대고, 동작
을 보고 근육과 관절의 세세한 움직임까지 확인해야 하고, 그때그때
피드백과 교정이 필요하다. 물론 피나는 독학도 가능하지만 그만큼
의 시간과 노력을 돈과 맞바꾸는 것도 선택이다. 그럼 개인 트레이
닝, 속칭 PT를 받는 게 좋을지 아닐지 한번 주판을 튕겨 보자.

PT에서 얻을 수 있는 것?

트레이너가 대신 운동해 주지는 못해도 목표까지 도달하는 노력과
시간은 절약해 준다. 노력과 시간만큼 돈을 지불하는 셈이니 둘 중
본인에게 더 중한 것을 챙기면 된다.

　　단, 헬스장 등록 현장에서 영업당하지는 마라. 불균형이 있다는
둥 갖은 이유를 들어 혼자 운동하면 큰일 날 것처럼 겁을 주기도 하
는데, 당신이 지금껏 큰 장애나 불편 없이 살아왔다면 그런 말에는

빨간불부터 켜라. 약간의 불균형이나 유연성 등에 문제가 없는 사람은 아무도 없다. (30년 가까이 운동한 필자도 마찬가지다.) 개인 트레이닝이 급행권은 되겠지만, 없다고 운동 못 하는 것도 아니다.

여담이지만, 필자가 아는 한 회사에서는 단체 등록한 헬스장에서 오리엔테이션을 받은 직원 모두가 '심각한 불균형이라 PT 없이 운동해선 안 된다'는 똑같은 말을 듣고 온 해프닝도 있었다.

또한 많은 트레이너가 교정이나 재활을 내세우며 영업한다. 하지만 트레이너는 의사나 물리치료사가 아니다. 난해한 전문용어 줄줄 늘어놓는다고 솔깃하지 마라. 트레이너의 본분은 치료가 아니고 운동이다. 운동으로 교정, 재활에 '약간'의 도움을 줄 수는 있지만 그 이상은 아니다. 재활이 목적이라면 병원부터 가라.

당신의 운동 목적이 무엇이건, 트레이너가 있다면 당연히 도움은 된다. 하지만 소위 '가성비'는 케이스에 따라 다르다.

'약간 살쪄서', '배가 나와서' 살만 좀 빼려 한다면 처음부터 트레이너를 둬도 이득이 별로 없다. 다이어트 겸 몸매를 만들어 보려는 여성들도 마찬가지다. 이 케이스는 몰라서가 아니라 안 해서 실패한다. '책에 다 나오는 이야기+잔소리' 말고는 트레이너가 해줄 게 별로 없으니 트레이너 입장에서는 개꿀 고객이다. 처음엔 동영상 보며 혼자 해보고, 계속 실패한다면 그때 트레이너를 찾아도 된다. 그땐 '돈값은 뽑아야지!'라는 생각이 동기가 될 수도 있다.

고도 비만인은 아무 운동이나 하기 어렵고 개별적인 식단 지도도 제대로 해야 한다. 조금 빼려는 사람보다는 트레이너가 해줄 일이 많다. 다만 경험 짧고 젊은 트레이너들은 운동과 보디빌딩만 알지 몸 자체에 관해서는 깡통인 경우도 많다. 대학에서 관련 분야를 전공하고 충분한 경험을 갖춘 트레이너를 찾아라.

40대 중반, 50대 이상에서 처음 근력운동을 시작한다면 이미 어딘가 망가져 있을 가능성도 높고, 자세도 서투르고 다칠 위험도 크다. 이때도 학력과 경력을 갖춘 노련한 트레이너를 찾아야 한다.

'근육 만들기'에서는 트레이너의 가치가 빛을 발한다. 체중을 늘리고 싶거나, 체중을 유지하면서 근육질로 바꾸려 한다면 얼마나 빡세게 운동하느냐가 관건이다. 이때는 옆에서 박박 들볶는 트레이너가 제격이다. 반대로 트레이너 입장에서는 까다로운 고객이다.

여담으로, 헬스장에는 '트레이너들이 남성 회원은 꿔다놓은 보릿자루 취급하고 여성 회원만 챙긴다'라는 불평이 많다. 이걸 트레이너들의 음흉한 속셈(?)으로 의심하곤 하는데, 사실 그보다는 남성과 여성의 PT 성향 차이 때문이다. 여성은 다이어트가 목적인 초보자가 많고 처음부터 PT도 잘 받는다. 반면, 남성들은 혼자 치고받으며 산전수전 공중전 다 겪어보고 다치거나 정체기에 부딪혀서야 고민 끝에 PT를 찾는 경우가 흔하다. 당신이 영업해야 하는 트레이너라면 누굴 먼저 공략하겠는가?

트레이너를 고르는 법

처음 헬스장을 가면 그 시간대의 담당 트레이너가 등록을 받고 하루 이틀 오리엔테이션(겸 PT영업?)을 해줄 거다. 한마디로 랜덤인데, 운

나쁘면 초짜 알바생을 만날 수도 있고, 운 좋으면 관장님이나 경력 수십 년 선수 출신을 만날 수도 있다.

첫날은 오리엔테이션 후 땡큐하고 쿨하게 끝내자. 첫날부터 등록하면 호구 될 수 있다. 잘 모르니 트레이너를 고용하지만 너무 까맣게 몰라도 트레이너에게 끌려다니게 된다.

등록하고 며칠은 운동 공부도 하며 트레이너들이 다른 고객 가르치는 걸 눈팅하자. 오리엔테이션에서는 능력 200% 발휘하다가 막상 계약하면 막장으로 가는 트레이너도 있다. 눈팅하다가 '저 트레이너닷!' 싶으면 적당한 타이밍에 말을 걸거나 헬스장 블로그, 인스타 메시지 등을 통해 시간대가 맞는지 물어보자.

트레이너를 고를 때 얼굴 다음으로 보게 되는 건 스펙이다. 과거에는 국민체육진흥공단에서 발행하는 생활스포츠지도사(구 생활체육지도자), 보디빌딩 협회의 코치 아카데미 수료 정도였지만 요즘 트레이너들은 스펙이 화려하다. 운동사(KACEP), 선수트레이너(KATA)는 취득 조건이 까다로운 만큼 신뢰도도 높다. 요즘은 물리치료사나 영양사 출신 트레이너도 있고, 석박사급 트레이너도 많다.

해외 자격증으로는 NSCA/ACSM/NASM 등에서 발행하는 개인 트레이너 자격인 CPT(Certified Personal Trainer, 공인 퍼스널 트레이너), 근력운동 전문가 CSCS, 치료나 재활 관련 자격인 CES 등이 공신력이 높다.

자격증 많다고 좋은 건 아니다. 돈 내고 출석만 하면 나오는 듯 보잡 사설 자격증, 수료증도 많으니 중요한 한두 개만 보면 족하다.

자, 그럼 옆에서 다른 회원을 가르치고 있는 트레이너들을 눈팅할 때는 뭘 봐야 할까? 아래는 필자가 **불량 트레이너를 가려내는 최소한의 기준**이다.

- 성적인 언사나 모욕적인 말투, 운동과 무관한 잡담으로 고객의 귀한 운동시간 좀먹는 트레이너는 무조건 패스한다.
- 고객 무한반복 유산소운동 시켜놓고 딴짓하는 트레이너도 꽝이다. 그런 거 배우려고 레슨받는 거 아니다.
- 강습 중 전화나 문자질하는 트레이너, 지각하거나 시간 약속 툭하면 바꾸는 트레이너도 자격미달이다.
- 운동 기록 안 하는 트레이너도 제껴라. 다 기억하니 안 적어도 된다고 둘러대는데, 필자는 지난주 내 운동도 정확히 기억 못 한다.
- 스쿼트나 데드리프트 같은 가르치기 힘든 운동은 이런저런 핑계로 피하고 쉬운 운동만 시키는 트레이너, 질문해도 답변 못 하는 트레이너, 숫자만 세고 아무것도 안 하는 트레이너도 제껴라.
- 트레이너라고 꼭 몸짱일 필요는 없지만 비쩍 말랐거나 심하게 배가 나오는 등 최소한의 자기관리조차 못 한다면 의심의 눈으로 보자. 프로필 사진 정도 찍어놓는 성의는 있어야 하지 않겠나.

그 외에 참고할 것들은 다음과 같다.

- 방송에 출연했거나 연예인 트레이닝, 유튜버 등 경력은 무시해

라. 말빨과 인맥 좋고, 인물 훤하다는 의미일 수는 있어도 트레이너로서의 보증수표는 아니다. 괜한 가격 거품만 끼었을 수도 있다.

- 보디빌딩 대회 출전이나 수상 경력은 케바케다. 보디 프로필 사진을 남기고 싶거나, 보디빌딩 대회라도 나가려 한다면 수상 경력 있는 트레이너가 확실히 도움이 된다. 하지만 내 운동만 잘하지 남 가르치는 건 꽝인 선수도 많으니 수상 경력만 믿지는 말자.

- 여성은 벌크가 작다 보니 일반인 눈에는 운동해서 좋은 몸인지, 원래 그런 몸인지 아리까리한 때가 많다. 순전히 유전자 신의 축복으로 불룩한 엉덩이나 잘록한 허리선을 가진 사람도 많다. 그런 사람이 트레이너나 인플루언서, 셀럽이 되어 '여러분도 운동하면 저처럼 되어요~'라고 희망고문 헛소리 시전하기도 한다. 그런 것들 때문에 유능한 여성 트레이너들까지 도매금으로 매도당한다. 대회나 입상 경력, 학력 등으로 필터링하는 게 좋다.

- 보디빌딩은 몸을 예쁘게 만드는 종목이지 힘을 겨루는 종목이 아니다. 본인의 목적이 힘이나 체력이라면 보디빌더를 찾지 말고 파워리프터나 역도선수, 크로스핏 출신 트레이너들을 찾아라. 체력검정 입시생이 보디빌딩식 운동을 배우는 것도 궤도이탈이다.

- 대학생이나 젊은 선수 출신 트레이너는 중장년층의 생활 패턴이나 몸 상태를 이해하지 못할 수 있다. 중장년층 이상이라면 연륜이 있는 트레이너가 좋다.

언제까지 레슨만 받을 텐가?

돈만 있다면 계속 개인 트레이닝을 받겠지만 대부분은 언젠간 각자 도생해야 한다. 처음부터 독립을 준비하자.

스쿼트, 데드리프트, 벤치프레스, 바벨 로우, 턱걸이, 오버헤드 프레스 같은 기본 운동은 개인 트레이닝을 받을 때 열 번, 스무 번 제대로 배워놓는다. 개인 트레이닝 이후에 반드시 써먹어야 할 필살기들이다. 이거 못 배워놓으면 나중에 영영 독립 못 한다.

몇 번을 받느냐도 중요하다. 장기 할인을 받겠다고 짧게는 30회, 심지어 100회 가까이 PT를 끊기도 한다. 많이 받으면 좋지 않냐고 생각하지만 착각이다. 30회면 보통 주 3회 레슨인데, 그래선 혼자 연습할 시간도 부족하다.

수업도 들을 때는 다 아는 것 같다가 막상 혼자 보면 헷갈리지 않던가. 운동도 레슨 후 며칠은 혼자 연습하고, 다음 레슨엔 간단한 체크만 하고 다음 진도를 나가야 한다. 레슨이 너무 많고 간격이 빡빡하면 1회차에 한 거 2회차에 하고, 3회차에 또 하게 된다. 똑같은 걸 주구장창 써먹으니 트레이너 입장에서는 개꿀이지만 고객은 30회 다 받아도 남는 게 없다. 내가 레슨을 너무 적게 받아서라 착각한다면 갈수록 태산이 된다.

개인 레슨은 주당 한두 번이면 차고 넘친다. 총 10~20회면 늘어지지도 않고 딱 좋다. 그 뒤에 한동안 혼자 운동하며 짬밥을 쌓은 후 필요하면 다시 10회 추가해라. 무지성으로 머리 비우고 '트레이너가 알아서 운동 다 시켜주겠지?'라는 심보는 버려라. 운동은 혼자 하

는 거고, 레슨은 혼자 하며 모아 둔 궁금증과 실수를 해결하는 시간
이다. 트레이너의 뼛골까지 뽑아먹고 최대한 빨리 끝내라.

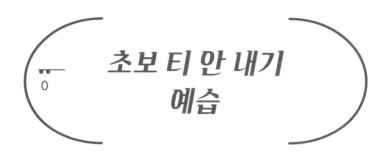

초보 티 안 내기
예습

헬스장도 계약했고, 옷 입고 당당히 안에 들어섰다. 오리엔테이션이라도 받았다면 좀 낫겠지만 백지 상태로 헬스장에 들어서면 '여긴 어디? 나는 누구?' 소리가 나와도 무리가 아니다. 앞에 늘어선 수많은 쇳덩이들은 뭐가 뭔지 모르겠고, 먼저 와 운동하고 있는 사람들은 당신의 일거수일투족만 쳐다보는 것 같다.

결론부터 말하면 그 사람들은 당신한테 아무 관심 없지만 지금은 어차피 그런 말이 귀에 들어오지도 않을 거다. 어쨌든, 그 상황에서 어버버하지 않기 위한 기본 상식 정도는 머리에 담고 가자.

헬스장엔 뭐가 있지?

요즘 헬스장엔 듣도 보도 못한 괴랄한 기구들이 한둘이 아니다. 필자조차도 신규 헬스장에 정찰 나가면 '저게 뭐지?' 싶은 기구들을 종종 본다. 하지만 그 많은 장비 중에서 초보인 내가 써야 하는 것들은 사실 손가락으로 꼽을 정도밖에 안 된다. 오리엔테이션 맡은 트레이너들이 중요한 기구 이름 정도는 가르쳐주기도 하지만 초장부터 깡초보 티 내고 싶지 않다면 대표선수 이름 정도는 알고 가자.

바벨과 랙

헬스장 문턱 안 넘어본 사람들이 흔히 '역기'라고 하는 놈이다. 헬스장에서 역기라고 하면 초보 인증하는 꼴이니 기분 나빠도 '바벨'이라는 단어 정도는 입에 붙이고 가자. 이놈은 근력운동의 기본 기구다. 대부분의 바벨은 아무것도 안 꽂은 빈 쇠막대(빈 봉) 끝에 다양한 무게의 원판을 끼워 무게를 조절한다. 어떤 바벨은 원판이 붙어 있기도 하다. 근력운동을 흔히 '쇠질'이라고 하는 것도 이 바벨 때문이다.

국제대회에 쓰는 규격봉은 남성용은 2.2m 길이에 20kg, 여성용은 2.0m에 15kg이고 굵기도 조금 가늘다. 여성용도 초보자가 들기에는 제법 무겁다. 그래서 힘 약한 사람을 위해 짧고 가벼운 경량봉도 있다. 그 외에 구불구불한 봉(컬바), 육각형 봉(트랩바) 같은 특이한 모양도 있다.

"오늘은 ○○kg 들었어!"라고 말할 때는 봉과 원판을 합친 무게다. 20kg 봉에 10kg 원판을 양쪽에 끼웠다면 20+10+10=40kg이다. 공식 경기에서는 원판을 고정하는 마구리 무게도 합산한다. 옛날옛적에는 원판 무게만 말하기도 했는데, 요즘 온라인 커뮤니티 같은 곳

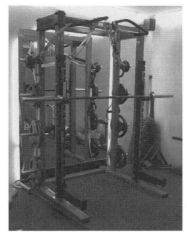
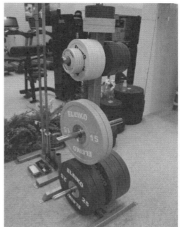

바벨봉과 랙　　　　　　　　　　　바벨 원판

에서 그랬다가는 '봉은 조상님이 들어주시지 않는다!'라는 이 바닥 전통의 격언과 함께 바보 취급당할지도 모른다. 총 무게를 말하는 게 국룰도 아니고 전세계 룰이다.

　바벨이 나오면 짝꿍으로 등장하는 게 랙인데, 바벨을 얹는 틀을 말한다. 스쿼트나 벤치프레스처럼 바벨을 공중에 두고 시작할 때는 필수 장비다. 랙은 '뼈대인 프레임+바벨을 거는 고리(J컵)+바벨을 놓쳐도 밑에서 받아주는 안전바(세이프티 바)'로 구성된다. 들다가 안 되면 용쓰다 다치지 말고 안전바 위에 놔버리면 된다.

　사진처럼 바벨을 높은 곳부터 낮은 곳까지 다 걸 수 있는 랙은 바벨을 쓰는 거의 모든 운동을 할 수 있다. 아래 사진처럼 누워서 밀어 올리는 운동(ex.벤치프레스)만 할 수 있는 랙도 있다.

　랙은 기본 기구이고 엄청 비싼 게 아닌데도 희한하게 헬스장에

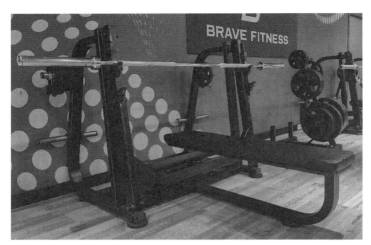

벤치프레스용 랙

는 많아야 한두 대가 고작이다. 온라인에서 좋은 헬스장의 기준을 검색하면 열에 아홉 랙이 많은 곳을 찾으라고 나올 텐데(사실 필자도 《헬스의 정석》에 그렇게 썼다.) 현실은 딴판이다. 그렇다 보니 랙만 십여 대 줄줄이 놓인 미국 헬스장 사진을 보며 '역시 천조국!!!'이라며 부러워하기도 한다.

그럼 대한민국 헬스장 사장님들이 바보라 그런 걸까? 당연히 아니다. 지금까지는 초보 회원 빙의했으니 이번엔 공평하게 헬스장 사장님 빙의 좀 해보겠다.

랙에서 하는 운동들, 바벨 스쿼트나 오버헤드프레스 같은 것들은 이름만 혀 꼬이게 어려운 게 아니고 실제로도 짬밥이 좀 필요하다. 말이 기본 운동이지 까막눈 초보자가 바로 덤비기는 만만하지 않다. 복싱도 링에서 주먹을 겨루는 운동이지만 초보자가 링에 오르려면 몇 달은 밑에서 죽어라 줄넘기해야 한다. 게다가 우리나라는 미국처럼 중고등학교 때부터 바벨을 잡는 문화도 없다.

그러니 능력치도 모르는 회원이 랙에 손을 대면 사장님은 일단 불안하다. 생전 처음 규격봉을 들어봤다면 생각보다 엄청난 무게에 놓치거나 허리를 다칠 수도 있고, 실제로 사고도 난다. 회원이 멋대로 가서 만지다가 다친 것을 관리소홀 어쩌고 하며 병원비를 업주가 물어주는 엿 같은 일도 생긴다.

헬스장에는 랙 말고도 손잡이로 움직이는 이런저런 근력운동 기구들(보통 '머신'이라 한다.)이 많은데, 이것들은 그림이나 동영상을 보면 대충 비슷하게 따라 할 수는 있다. 물론 잘하는 건 별개지만 말이다. 그것들은 구조상 대형 사고가 날 일도 거의 없다.

사장님 입장에서는 '회전률'도 문제다. 랙은 그 하나로 여러 종목을 할 수 있어서 일단 잡으면 쭈욱 머무르는 때가 많다. 게다가 우리나라 사람들 운동 오지게 오래 한다. 한 명이 전세라도 낸 양 주구장창 차지하고 교통정체를 일으키기 십상이다.

이모저모 따져보면 사장님 입장에서는 저 따위 기구를 어떤 빌어먹을 놈이 개발했을까 싶을 만도 하다. 운동인으로서의 자부심도 있고 PT에도 필요하니 한두 대 놓기는 하지만, 돈만 생각한다면 랙 많은 헬스장 찾아다니며 무게 빵빵 치는 중·상급자보다는 머신 몇 개 돌고 끝내는 초보 회원이 더 반가운 게 당연하지 않겠나. 돈 더 내는 것도 아닌데.

어쨌든, 지금까지는 사장님 관점이고, 회원 입장에서야 당연히

'많이' 있으면 좋다. 어차피 제대로 운동할 참이라면 랙은 언젠가는 반드시 손대야 하니까 말이다.

스미스 머신

애증의 랙 대신 헬스장에서 자주 택하는 대안이 스미스 머신이다. 생긴 것만 봐서는 초보자는 랙과 혼동하기 딱 좋은데, 제일 큰 차이는 바벨이 기계에 아예 붙어 있어서 정해진 코스만 움직인다는 점이다. '아차, 너무 무겁네!' 싶으면 봉을 살짝 돌리면 된다. 고리가 덜컥 걸리면서 멈춘다. 설사 완전히 놓쳐도 바닥까지 툭 떨어지지는 않으니 초대형 사고가 나는 경우는 드물다. (물론 아주 없는 건 아니다. 봉을 제때 못 돌리면 당연히 사고난다.)

운동 효과가 랙과 같은지를 묻는다면 사실 이 바닥에서 몇 년째

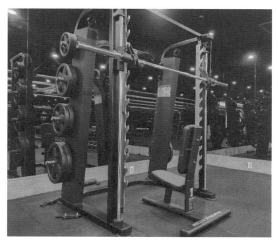

스미스 머신

핫한 팝콘각 논쟁거리 중 하나다. 보디빌더처럼 근육 덩어리가 관심 사인 사람들은 거기서 거기라는 경우가 많고, 재활전문가나 파워리 프터, 크로스피터처럼 체력이나 신체 기능을 보는 사람들은 기본기를 왜곡하는 쓰레기 취급하기도 한다.

덤벨과 케틀벨

덤벨도 헬알못들에게는 '아령'이라는 이름으로 친숙할 거다. 바벨 운동은 대개 덤벨로도 할 수 있지만, 덤벨 운동 중에는 바벨을 못 쓰는 것도 제법 있으니 바벨보다는 쓰임새가 넓다. '케틀벨'이라는 기구도 있는데 주전자(kettle)처럼 생겼다며 붙은 이름이다. 바벨보다 크기가 작다 보니 집에서 운동하려는 사람들이 흔히 사기도 한다.

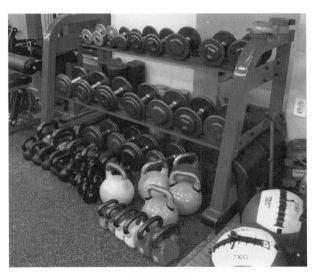

덤벨과 케틀벨

그럼 덤벨이나 바벨이나 케틀벨이나 벨자 돌림이니 용도나 효과도 거기서 거기일까? 언뜻 보면 덤벨이나 케틀벨이 크기도 작고 만만해 보이지만 실상 다루기는 훨씬 어렵다. 바벨이 덧셈 레벨이면 덤벨은 곱셈, 케틀벨은 나눗셈 레벨이다. 웬만하면 바벨이나 머신 운동이 익숙해진 후에 손대자.

벤치와 싯업보드

헬스장 필수 장비 중에는 눕거나 앉을 수 있는 '벤치'도 있다. 평평한 모양의 통짜로 된 평벤치와 각도를 조절할 수 있는 인클라인 벤치가 있다. 벤치는 그 위에 앉거나 누워서 무거운 것을 드는 용도인지라 딱 봐도 수백 킬로그램을 받칠 수 있게 튼실하다.

그런데 언뜻 벤치처럼 생겼는데 발걸이가 달린 요상한 물건도 있다. 보통은 발걸이나 등판의 각도를 조절할 수 있는데, 평평한 것

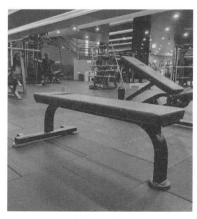

평벤치와 인클라인 벤치

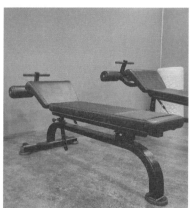

싯업보드

도 있고, 위로 불룩하게 곡선이 진 것도 있다. 이건 '싯업보드'라고 한다. 윗몸일으키기처럼 누워서 하는 복근운동에 쓴다. 종종 멀쩡한 싯업보드 놔두고 굳이 벤치 위에서 복근운동을 하는 민폐 캐릭들도 있는데 웬만하면 용도대로 좀 쓰자.

상체운동 머신

지금부터는 소위 '머신'들이다. 머신은 앉거나 눕는 자리가 있고, 정해진 궤적대로 움직이는 손잡이, 운동 강도를 조절하는 추나 원판을 거는 곳이 있다. 보통은 동작을 설명하는 그림도 함께 붙어 있는데, 없으면 설명 잘 된 근력운동 가이드북이나 동영상이라도 찾아보자.

　머신은 앞의 바벨이나 덤벨보다 따라 하기 쉬운 편이지만, 그림과 영상만 달랑 보고 '쉽네?'라고 덤비지 말고 설명은 꼼꼼히 확인해

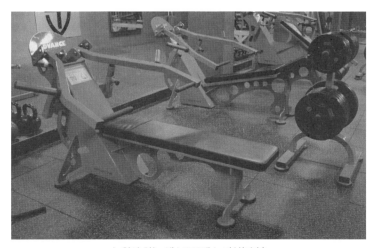

누워서 하는 체스트프레스 머신(가슴)

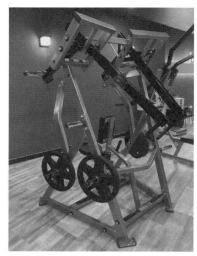 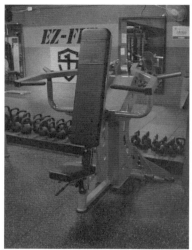

시티드로우 머신(등)　　　　　　　　숄더프레스 머신(어깨)

라. 정확히 어디를 잡아야 하는지, 어느 지점에서 실수가 잦은지 등
등 따질 것들이 제법 있다.

　그림 혹은 동영상대로 최대한 비슷하게 자세를 잡고 힘을 꽉 주
어 밀거나 당기면 해당 부위의 근력운동이 된다. 몸 앞쪽으로 미는
기구는 가슴을 단련하고, 위로 미는 동작은 어깨를, 위나 앞에서 당
기는 운동은 등을 단련한다.

　머신은 초반에 감을 익힐 때 많이 쓰고, 레벨이 높아질수록 바
벨이나 덤벨을 많이 쓰게 된다.

하체운동 머신
머신 중에는 다리를 훈련하는 것도 있다. 대표적인 하체운동 머신은

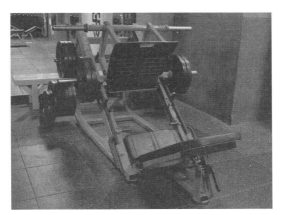

레그프레스(허벅지 전체)

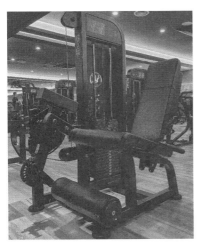

레그익스텐션(허벅지 앞쪽)

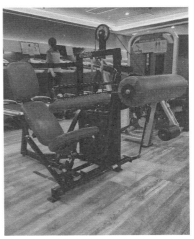

레그컬(허벅지 뒤쪽)

레그프레스라고 해서 의자에 앉아 발판을 미는 기구다. 사진처럼 45
도 기울어진 방식도 있고, 정면으로 미는 방식도 있다. 이놈은 허벅
지 전체를 단련하는 기구다.

무릎을 펴거나 굽히는 방식으로 운동하는 머신도 있다. 힘을 주어 무릎을 펴는 기구인 레그익스텐션은 허벅지 앞쪽을 단련한다. 반대로 무릎을 굽힐 때 힘을 주어야 하는 기구는 레그컬이라고 부른다. 요즘은 레버만 돌리면 익스텐션 모드와 컬 모드를 트랜스포머처럼 변신하는 모델도 있다.

케이블 머신
케이블 머신은 강철 케이블로 연결된 손잡이를 당겨 운동하는 기구다. 손잡이는 운동 목적에 따라 막대 모양, 밧줄 모양, M자 모양 등

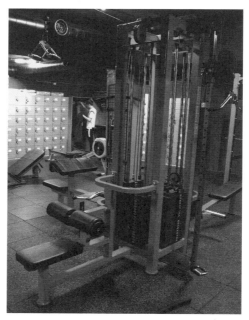

케이블 머신

등을 필요대로 바꿔 달면 된다. '케이블'이라는 점 때문에 다른 머신과는 달리 당기는 운동만 되고 미는 운동은 안 된다.

난이도도 다르다. 다른 머신은 손잡이나 발판이 딱 정해진 코스로만 움직이니 자세가 개판이어도 최소한 손발은 가야 할 곳으로 알아서 움직인다. 하지만 케이블은 땡기면 아무 데나 다 간다. 어렵게 말해 자유도가 높고, 엉터리로 동작할 자유도 있다. 그렇다 보니 바벨이나 덤벨 다음으로 터무니없는 자세 시전하기 딱 좋다. 그래서 케이블은 다른 머신을 배우고 나서 마지막 단계로 쓴다.

그 외에 알아두면 좋은 기구

위에 적은 것들은 비교적 장수하는, 나름 족보 있는 머신들이다. 그런데 머신도 유행이 있어서 생겼다가 없어지는 것도 제법 된다. 그 경쟁률을 뚫고 나름의 위치를 확실히 잡은 괜찮은 신흥강호 머신들도 있는데, 다음과 같은 것들이다.

- 턱걸이나 딥스를 한 개도 못 하는 사람을 보조해주는 풀업(딥스) 어시스턴스 머신
- 허리 부담을 줄이면서 등운동을 가능하게 해 주는 T바 로우 머신
- 어깨 볼록하게 하는 운동을 도와주는 델토이드 머신
- 이두근에 집중할 수 있게 도와주는 암컬 머신
- 부상 위험을 줄이면서 고강도 하체운동을 도와주는 브이스쿼트 머신, 펜듈럼 스쿼트 머신

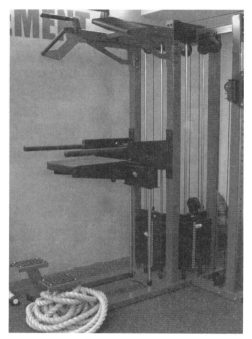

풀업(딥스) 어시스턴스 머신

유산소운동 / 기초체력 단련 기구

일반인들에게는 발음부터 꼬이는 근력운동 기구보다는 유산소운동 기구들이 대체로 익숙하다. 난생처음 헬스장을 갔는데 뭐를 손대야 할지 캄캄하고(오리엔테이션이 없었나?) 묻기도 쪽팔려서 며칠째 트레드밀(러닝머신)이나 자전거만 탄다는 사람들도 제법 된다. 생각해 보면 그 정도로 만만한 기구들이니 굳이 자질구레 설명할 필요는 없을 것 같다.

그런데 요즘은 유산소에서도 이런 빤한 기구들 말고 꽤 신박한 운동기구들도 많다. 요즘 유행 자체가 오래 걷거나 주구장창 페달만 돌리기보다는 온몸을 모두 써서 숨이 막히도록 빡세게 몰아붙이는, '짧고 굵은' 운동이 대세라서 그렇다.

대표적인 것이 노젓기 운동을 하는 로잉머신이고, 속칭 천국의 계단이라고도 하는 계단오르기 머신인 스텝밀, 손발을 모두 써서 돌리는 공기식 자전거 에어바이크 등등이다. 이런 기구들은 주로 대도시의 대형 헬스장이나 크로스핏 박스에서는 자주 볼 수 있는데, 외진 곳이나 공공 헬스장에서는 아직 보기가 어렵다. 헬스장 구경을 갔더니 이런 기구가 떠억 있다면 일단 +1점 줄 수 있겠다.

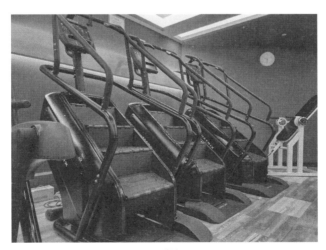

스텝밀

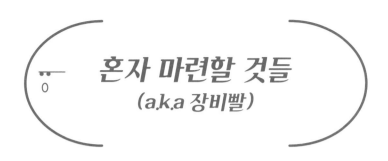

혼자 마련할 것들
(a.k.a 장비빨)

이제 운동할 준비는 대충 마무리한 것 같은데···. 아뿔싸, 운동할 땐 뭘 입어야 할까? 육군 훈련소 앞 구멍가게에서는 군복과 소총을 판다지만 헬스장 앞 편의점에서는 운동복과 바벨을 팔까? 대체 뭘 갖추고 운동해야 하지?

야외 운동, 빌어먹을 더위와 끔찍한 추위

걷기나 달리기 같은 유산소운동을 야외에서 해야 기분이 나는 사람도 있고, 축구나 테니스 또는 야구나 골프처럼 바깥에서 해야 제맛인 운동도 있다. 그런데 이놈의 빌어먹을 추위와 더위가 문제다. 우리나라만큼 여름과 겨울 기온이 극단으로 갈리는 곳도 드물다.

운동할 때는 춥지도, 덥지도 않아서 최고의 운동능력을 내는 온도가 제일 좋다. 더우면 진이 빠져 못 하고, 추우면 몸이 굳어서 못 한다. 어쩔 수 없이 더위 속에서 운동한다면 땀이 빨리 마르는 기능성 의류로 가볍게 입자. 여름 운동복은 자주 빨아야 하는 소모품이니 값싼 것 여러 벌 돌려가며 입어도 된다. 주머니 두둑하면 당연히 때깔 나는 고가 의류 마다할 이유는 없다. 하지만 속물 버전으로 말하자면, 운동복이라는 게 과시하며 업 되는 맛도 있는데, 여름 운동복은 어지간히 고급품이 아닌 이상 투자한 티가 덜 난다.

야외운동을 한다면 반팔이나 어설픈 길이의 반바지는 비추한다. 선명하게 남은 반팔 자국은 다음 해 여름까지 낙인으로 남는다. 아예 민소매 아니면 손목까지 가리는 긴팔이나 팔토시 중에 택일해라. 하의도 아주 짧은 러닝 쇼츠 아니면 종아리까지 다 가리는 게 낫다. 짙은 피부는 근육을 선명해 보이게 하는 장점이 있지만 자외선이 걱정된다면 가리는 것도 본인 선택이다.

반바지는 반드시 속바지가 있어야 한다. 팬티를 따로 입는 건 세탁 문제로 번거롭고, 남성은 '거시기'가 불편할 수 있다. 주머니 여부도 확인해라. 운동용 하의 중에는 주머니가 없거나 코딱지만 한 주머니만 있는 경우가 많다. 서구에선 대부분이 열쇠와 동전을 쓰다 보니 그걸 담는 주머니인데, 핸드폰과 번호키로 다 해결하는 대다수 한국인에겐 무쓸모다. 주머니에 물건 넣고 다니는 사람이라면 큰 주머니가 있는지도 꼭 확인해라.

그럼 추운 겨울에는 어떡할까? 이론만 따지면 겨울엔 에너지를 많이 써서 살이 빠져야 하는데, 현실에서는 먹는 게 늘어나면서 역주

행한다. 추운 곳이나 물속에서 운동하면 체열을 빼앗기면서 '더 먹어서 체지방을 저장해!'라는 자연의 부름이 발동하기 때문이다. 앞서 말했지만 아무리 빡세게 운동해도 먹는 건 못 당한다. 그래서인지 수영장 앞엔 참새방앗간처럼 꼭 맛집이 있어서 다이어트 계획을 홀랑 말아먹곤 한다.

그렇다고 겨울 내내 운동을 안 할 수는 없는 노릇이니 해법을 찾아보자. 일단 근력운동은 무조건 따뜻한 곳에서 해라. 추우면 근육이 뻣뻣해져 힘도 잘 안 나고 다치기도 쉽다. 헬스장이 너무 춥다면 난방을 요구해라. 공원 같은 야외 운동기구에서 운동한다면 최소한 15분 이상 달리기라도 해서 열을 충분히 내고 시작해라.

유산소운동은 웬만큼 추워도 옷만 제대로 입고 워밍업만 충분하다면 별 문제는 없다. 사실 추위보다는 빙판 미끄럼이 더 문제다. 필자도 영하 10도 정도까지 달리기를 나가지만, 빙판이 진 날은 아무리 따뜻해도 안 나간다. 욕심내다 다치면 본전도 못 찾는다.

겨울철 야외 운동은 시작할 때는 약간 춥게, 끝날 때는 약간 열이 나는 느낌 정도면 적당하다. 그 기온에서 일상적인 외출을 할 때보다는 한 겹쯤 덜 입는다. 아주 추운 날이 아니면 발열내의 한 겹에 두꺼운 셔츠 한 겹, 겨울용 운동재킷까지 세 겹이면 적당하다. 손과 발, 머리 같은 말단은 동상을 입기 쉬우니 장갑이나 모자, 두툼한 양말을 꼭 챙기자. 패딩은 습기가 안 빠지고 몸도 둔해지니 비추다.

겨울철엔 겉옷은 계속 입고 내의만 갈아입는 게 보통이라 여름처럼 많은 옷은 필요 없다. 한두 벌이라도 제대로 투자해서 근사한

걸로 마련하자. 이땐 투자한 만큼 뽀대도 잘 난다. 비싸고 좋은 옷은
사람을 업 되게 해서 더 열정적으로 운동하게 만든다.

헬스장은 이놈의 옷 때문에 대환장 파티 중

야외 운동은 다른 사람 입는 모양새도 많이 보았으니 크게 낯설지 않
다. 문제는 헬스장인데, 보통은 유료 혹은 무료로 운동복을 빌려주
니까 그게 제일 무난하긴 하다. 개인 운동복을 들고 다니자니 번거롭
고, 라커에 놓고 다니면 냄새가 날 것 같아 신경 쓰인다.

　헬스장에서 빌려주는 옷은 대개 간단한 반팔 티셔츠, 속팬티가
있는 반바지 세트다. 혹시라도 속팬티 없는 반바지를 준다면 속옷은
반드시 따로 챙겨 입자. 컴프레션 하의나 레깅스, 태클팬츠 등도 속
옷 대용으로 좋다.

　귀차니즘을 감내할 수 있다면 개인 운동복이 좋기는 하다. 옷이
대신 들어주냐 싶지만 운동할 때 '좀 있어 보이는' 옷은 강력 부스터
다. 왠지 긴장감이 들고 남들이 지켜보고 있다는 생각에 나도 모르게
기운이 뿜뿜 해서 운동도 빡세게 한다.

　남녀 공히 몸에 적당히 붙는 옷이 착용감도 좋고, 동작을 확인
하기에 좋다. 펑퍼짐하거나 소매, 밑단이 펄럭거리는 옷은 기구에
걸릴 수 있어 금물이다. 특히나 눕거나 팔다리를 드는 동작에서 눈뽕
참사가 나기 일쑤인데, 여성은 숙였을 때 목깃이나 겨드랑이 사이로
가슴노출 사고가 단골이고, 남성은 노팬티에 헐렁한 반바지 입고 벤

치프레스나 복근운동 하면서 자기 두 쪽(?)이 드러난 것도 모르는 난감한 상황도 있다.

상의는 팔 동작을 볼 수 있도록 컴프레션 웨어 아니면 민소매를 권한다. 어쩔 수 없이 반팔 면티를 입는다면 소매가 펄럭대는 것보다는 짧고 붙는 걸로 입자. 요즘 세상에 웃통 벗고 운동하는 노매너는 없겠지만 공용 운동기구에 땀을 처바르니 일단 더럽고, 땀 때문에 기구에서 미끄러져 본인도 다친다.

뭐 남의 운동 방해만 안 하면 뭘 입든 자유지만 가슴골까지 드러내면 슬슬 선을 넘기 시작하고, 싸움판도 시작된다. 내가 입는 거 무슨 상관이냐는 사람도 있고, 함께 운동하는 사람이 눈을 어디 둘지 곤란하게 하는 민폐족이라는 불평도 있다.

필자도 웬만하면 너그러워지자고 다짐하지만 SNS 사진 찍으러 온 건지, 운동하러 온 건지 분간 안 되는 관종을 보면 혈압이 오르는 건 참을 수가 없다. 목깃 사이 가슴골 정도는 눈호강이라 여기는 사람이 있는지 몰라도 불쾌해서 운동에 집중 못 하는 사람도 절반(이상)이다. 꼰대건 뭐건 다수가 불쾌해 한다면 민폐다. 복장은 니 자유지만 남도 방해받지 않고 운동할 자유가 있다. 공용공간의 룰이 싫다면 니 방에서 자유롭게 운동하고 사진 찍으면 된다.

하의는 남들 다 입는 반바지, 허벅지 밑으로만 타이트한 조거팬츠 정도면 모범생 패션이다. 그런데 레깅스로 넘어가면 난투극이 벌어지는 대환장 파티가 된다. 앞서 말했듯 몸에 딱 붙는 옷이 편한 건 사실인데 이 레깅스라는 놈, 굉장히 입기 까다롭다. 몸매 말하려는 게 아니다. 뚱뚱하든 말랐든 레깅스 입을 자유는 있다. 문제는 터질 듯 꽉 끼는, 밝은 색의 시스루 같은 레깅스다. 일단 앞태에선 남성은 '고툭튀', 여성은 '도끼자국' 때문에 주변 사람 시선 고문이다.

더 문제는 뒤태다. 일단 팬티 자국은 심리스 팬티를 입어도 웬만해서는 해결 불가다. 요즘은 많은 사람들이 팬티 자국을 피하려고 T팬티를 입는데, 그건 나름 괜찮은 선택이다. 문제는 일부 인플루언서, 셀럽들이 엉덩이 예쁘게 연출하는 비법으로 '엉덩이가 먹어들어 갈 만큼 꽉 끼는 얇은 레깅스+T팬티'를 쓴다는 거다. 엉덩이 두 쪽 사이에 레깅스 바느질 자국과 팬티가 파고들면 양쪽이 선명하게 갈라져 평소라면 구경 못 할 복숭아 힙이 떡하니 나온다. 이 글을 보고 있는 당신의 엉덩이가 아무리 좋아도 옷장에 묵혀둔 정상적인 레깅스를 꺼내 입어선 그런 엉덩이는 안 나온다.

설상가상으로 아예 맘먹고 엉덩이를 밑바닥까지 팍 파먹어 들어가게 만든 레깅스도 나오는데, 소위 '엉깅스'라고도 한다. 요즘 헬스장에서 새 눈뽕 빌런으로 등극했고, 심지어 앞 사람 엉덩이 보고 올라가야 하는 등산로에까지 출몰한다는 신고가 많다. 이쯤이면 운동에 집중하고픈 사람들에겐 시각 공해다. 생각 없이 고개 들었다가 아랫도리 벗고 나온 줄 알고 경기 일으키는 날도 있다.

레깅스를 입지 말라는 게 아니다. 제발 맞는 사이즈에 적당히 두께감 있거나 어두운 색으로 입어라. 밝은 색에 살갗처럼 얇은 레깅스를 죽어도 못 버리겠다면 혼자 운동하든지, 반바지 겹쳐 입어라.

운동용 신발

개인 운동용품 중에서 제일 중요한 게 무얼까? 필자는 단연 '신발'을 꼽는다. 목 늘어난 티셔츠 입어도 몸 만드는 데는 아무 문제없지만 신발만은 저금통을 깨서라도 무조건 좋은 걸 사야 한다. 당신이 평생 쓸 관절이 걸려 있으니까 말이다.

패션화 고르는 기준으로 운동용 신발을 사지 마라

평상시 신을 신발은 뭘 사든 자유지만 운동화는 모양이나 브랜드만 보고 사지 마라. 패션에서 '핫한 운동화'는 운동에서는 꽝인 경우가 많다. 심지어 운동하는 사람들 눈에는 '초보 인증'일 수도 있다. 운동용 신발은 기능이 우선이고 디자인은 나중이다. 지금부터는 운동용 신발을 사는 법이다.

- 국내에서 못 구하는 특수한 신발이 아닌 한은 해외직구 하지 마라. 한국인의 발 모양은 서구인과 다르다. 국내 시판되는 신발은 아시아인 족형에 맞춰 따로 제작된 신발이다.
- 남이 좋다는 신발이 내게도 좋다는 보장은 없다. 신발에는 발볼, 발등 높이, 아치 깊이 등등 여러 문제가 걸려 있다. 누구는 칼발이고, 누구는 평발이며, 누구는 발등이 어마어마하게 높다. 신발마다 맞는 사람이 제각각이라 필자도 후기만 보고 온라인에서 샀다가 물 먹은 일이 한두 번이 아니다. 이전에 사 본 적 없는 신발이라면 매장에 가서 신어보고 확인 후에 사라.

- 사이즈 업을 해야 하는 신발은 비추다. 애당초 내 발에 안 맞는 신발이다. 발볼 좁은 신발이 예뻐 보이니 사이즈 업을 해서라도 억지로 신으려는 사람이 많은데, 패션으로 잠깐 신는다면 할 말 없지만 그런 거 신고 운동하는 건 내 발과 다리 고문하는 거다. 내 사이즈에서 그대로 내 발에 착 감기는 신발이 나와 궁합이 맞는 신발이다.

운동용 신발의 대표선수, 러닝화

'운동화'라고 하면 딱 떠오르는 건 러닝화다. 이름 그대로 달리기에 최적화된 신발이지만 일반인이 종류별로 신발을 다 마련할 것도 아니니 사실상 웬만한 운동에 다 신는다.

러닝화의 기능에서는 딱 둘만 보면 된다. 충격을 흡수하는 쿠션과 발을 잡아주는 안정성이다. 그런데 이 둘을 다 갖춘다는 건 '뜨거운 아이스 아메리카노'처럼 모순이다. 쿠션이 좋을수록 안정성은 떨어지고, 안정성이 좋으려면 쿠션이 너무 좋아선 안 된다. 쿠션이 좋으면 처음엔 '우와, 좋네' 싶은데 오래 신으면 발이 피로하다. 안정성이 좋으면 단단해서 첫 느낌은 '뭔 러닝화가 이래?' 싶지만 오래 신어도 덜 피로하다.

그래서 어느 쪽에 무게를 두느냐에 따라 쿠션화 - 중립화 - 안정화로 나뉜다. 문제는 제품 소개에는 하나같이 '쿠션은 요래 좋고, 안정성은 조래 좋고, 한마디로 다 좋음'이라고 MSG를 팍팍 쳤다. 그러니 이게 쿠션화인지 안정화인지 매장 직원도 모른다.

여기서 필자의 팁을 알려준다. 국내에는 러닝화 전문 판매 사이트들이 몇 개 있다. '플릿러너', '런너스 클럽' 등인데, 여길 가보면 전문가님들이 각 신발에 카테고리를 이미 나눠 놓으셨다. 커뮤니티나 신발 상담 코너를 참고하면 더 좋다.

그럼 카테고리에서 뭘 신냐고? 초보자이고, 가벼운 조깅이나 장시간 걷기 운동이라면 안정화나 중립화가 실패 확률이 적다. 내구성도 좋아서 오래 신는다. 쿠션화는 다리가 단련된 사람이 달리기용으로 신거나 일반인의 일상용, 짧은 걷기 운동에 적당하다.

위의 전문 사이트에는 레이싱화라는 카테고리도 있다. 이름 그대로 경주용 신발이다. 스피드에 올인해서 쿠션이나 내구성 같은 건 개나 줘버리고 깃털처럼 가볍게 만든 거다. 육상선수, 달리기에 닳고 닳은 마니아, 체대 입시나 체력시험 수험생들이 시험이나 경기에 잠깐 신는 용도다. 관절 깨부수고 싶지 않다면 초보 일반인은 거들떠보지도 말자.

근력운동에만 신는 신발이 있나요? "물론이죠!"
러닝화는 유산소운동부터 가벼운 근력운동까지 두루두루 쓸 수 있어서 초보자라면 하나로 다 해결된다. 그런데 무거운 걸 다루기 시작하면 왠지 꿀렁꿀렁하는 느낌을 받게 된다. 체중을 넘어서는 무게를 다룰 즈음이면 보통의 러닝화 말고 다른 신발이 낫다.

일단 근력운동 전용의 리프팅화가 있는데, 쿠션이 전혀 없이 딱딱하고 밑바닥이 지면에 착 붙는다. 데드리프트에 주로 신는 평평한

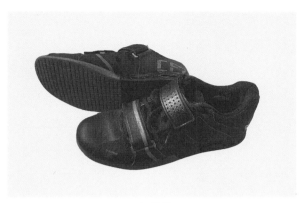

리프팅화

플랫슈즈가 있고, 뒷굽이 2cm쯤 올라가서 스쿼트 자세가 잘 나오는 '역도화'가 있다. 둘의 대충 중간쯤 되는 무난한 범용 신발도 있다.

리프팅화는 밑창이 아주 딱딱하니 오래 신어선 안 된다. 어느 정도인가 하니 나무로 굽을 댄 제품이 있을 정도다. 여담이지만, 아주 옛날에는 남성 정장구두에 쇠로 굽을 덧대어 리프팅화나 역도화로 신기도 했다. 그 정도니 걷기나 달리기 같은 유산소운동은 엄두도 내지 마라. 실내용이라 야외에서 신어도 안 된다.

리프팅화는 수요가 얼마 안 되다 보니 가격이 만만치 않다. 보통은 10만 원대, 좋은 건 20만 원대 이상인 데다 국내 판매되는 제품도 몇 안 되어서 마니아들은 눈물을 머금고 해외직구를 하곤 한다.

솔직히 무게 어마무시하게 치는 상급자가 아니라면 리프팅화, 역도화는 살짝 오버 스펙이다. 돈이 아주 많거나, 고중량 운동에 진심으로 투신할 요량이 아니면 뒤에 나올 대안이 더 나을 수 있다.

전용은 아니지만 괜찮은 대안들

의외일지 모르겠지만 캔버스화는 이 바닥의 인싸 패션이다. 잘못 들은 거 아니냐고? 아니, 제대로 들었다. 컨버스 올스타, 반스 어센틱 같은 캔버스화 말이다. 굳이 브랜드가 아니고 싸구려 시장표라도 바닥만 딱딱하면 상관없다. 평평하고 안 미끄러지는 데다 적당히 단단해서 근력운동에 딱이라 근력운동 마니아, 소위 헬창 인증이다. 전문 파워리프터도 신고 필자도 가끔 신는다. 단, 뛰는 건 말리고 싶다.

캔버스화는 뭔가 이상하고, 그래도 운동화 같은 게 필요하다면 크로스핏에서 많이 신는 하이브리드 신발이 있다. 무게를 받는 뒤꿈치는 단단하고, 빠르게 달릴 때 바닥을 디디는 앞쪽은 쿠션이 있다. 웬만한 근력운동은 이 정도면 땡이다. 단, 달리기는 실내에서 잠깐씩 달린다면 몰라도 야외나 장시간 달리기는 하지 마라. 원래 멀티는 어디에도 완벽하지 못한 법이다.

실내 운동에 특화된 '인도어Indoor화'도 있다. 배드민턴, 배구, 탁구에서 많이 신는데 쿠션도 과하지 않고, 생고무 바닥창이라 접지력이 좋고, 가격도 저렴하다. 딱 봐도 '나 운동화임' 디자인이라 어색하지도 않다. 단, 야외나 장시간 달리기에는 안 맞는다.

운동 소품

헬스장을 다닌다면 러닝화와 운동복 정도를 빼면 처음부터 필요한 용품은 몇 없다. 무게를 많이 치게 되면 허리 벨트나 스트랩 같은 것도 쓰지만, 당장은 쓸 일 없으니 필요한 때 마련하면 된다. 유행이 있어 계속 바뀌니 처음부터 장비병 걸리고 후회하지 마라.

그 외에 있으면 괜찮은 소품들을 나열해 본다.

헬스장갑

헬스 장갑은 시작부터 마련해라. 근력운동을 하다보면 손바닥에 굳은살을 피할 수 없는데, 보통 손가락 시작 부분에서 손가락 첫마디와 둘째마디 사이에 생긴다. 장갑도 안 끼면 상태가 심각해진다.

장갑은 그립감 좋고 얇은(!!!) 제품을 권한다. 손바닥이며 손목에 치덕치덕 덧댄 두꺼운 장갑이 왠지 간지도 팍팍 나고 눈길이 갈 텐데, 아서라! 이건 무거운 중량을 손목으로 받쳐야 하는 벤치프레스 같은 몇몇 종목에서 관절을 보호하는 용도다. 당장은 그렇게 무거운 걸 다룰 일도 없고, 그립감만 망친다.

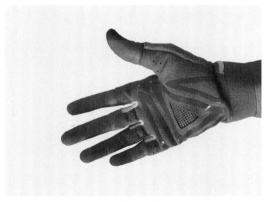

헬스 장갑

필자도 초보 시절에 멋모르고 '비싸면 좋겠지?' 라고 손목까지 칭칭 감는 두툼한 장갑을 샀다가 20kg 빈 봉이 30kg으로 느껴지는 마법을 경험했다. 얇은 장갑일수록 기구가 밀착되어 잘 잡힌다는 걸 나중에야 알았다. 여러분은 이런 멍청한 실수 하지 마라.

양말

양말은 발가락양말을 권한다. 발가락양말이라고 하면 흔히 무좀부터 떠올리는데, 이건 진짜 오해다. 땀 흡수도 좋고, 신발 안에서 발가락끼리 겹치고 비비적대면서 서로 짓누르는 엿 같은 상황을 예방한다. 운동하는 사람들 중에 발이 못생긴 사람들이 많은데 신발에서 많은 압박을 받기 때문이다.

개인용 물통

개인용 물통도 있으면 좋다. 헬스장엔 보통 생수 급수대가 있지만 종이컵으로 지구에 죄짓는 것도 찝찝하고, 왔다갔다 하기도 귀찮다. 쉐이커를 겸한 물통은 나중에 보충제를 먹게 되면 물에 섞기에도 좋다. 몇천 원이면 살 수 있다.

핸드폰 고정용 벨트

한국인의 24시간 필수품 핸드폰이 있다. 헬스 용품은 아니지만 운동하며 기록하거나, 동작을 사진 찍거나 기록하는 데도 쓰고, 업무상 계속 전화를 받아야 하는 사람도 있다. 문제는 야외에선 휴대하기가

지랄맞다. 주머니에 넣자니 덜렁거리고, 들고 뛰자니 스타일 구기고, 여름 운동복엔 넣을 주머니도 마땅치 않다.

옛날부터 암밴드라고 해서 팔에 핸드폰을 잡아매는 주머니를 많이 썼는데, 요즘 스마트폰은 겁나게 커졌다. 폴더블이라도 되면 진짜 난감이다. 이걸 암밴드로 매달면 팔에 돌덩이라도 매단 것 같고 모양새도 꽝이다. 몸 한쪽에 무게가 쏠리는 게 달리는 자세를 해친다는 말도 있어 찜찜하다.

때문에 요즘은 암밴드 대신 러닝벨트 혹은 플립벨트라고 하는 몸에 착 붙는 운동 전용 벨트쌕을 많이 쓴다. 허리에 차기도 하고, 몸에 대각선으로 두르기도 한다. 비싸지도 않으니 큰 핸드폰이 부담된다면 하나쯤 마련해 보자.

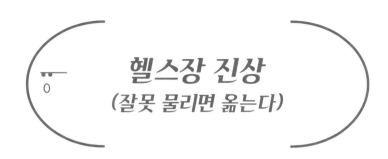

헬스장 진상
(잘못 물리면 옮는다)

헬스장도 사람이 모이는 곳이다 보니 별의별 인간이 다 있어서, 에티켓은 개나 줘버린 진상이 있고, 텃세 작렬하는 꼰대도 있다. 헬스장이 '육체미 체육관'이었던 시절만 해도 관장님들의 포스가 대단해서 진상들은 가차 없이 쫓아내곤 했지만 이젠 고객이 왕이라 어림도 없다.

옛 방식이 좋고 나쁘고를 떠나, 헬스장에 민폐족이 한 명만 있어도 전체 물이 흐려진다. 누군가 덤벨과 원판을 사방에 늘어놓고 나 몰라라 가버리면 그걸 본 사람들, 특히 초보자들은 '원래 저러는 건가?'라며 따라 하게 되고, 또 다른 새내기 진상이 탄생한다.

온라인에서 '헬스장 빌런 모음'이라고 검색하면 짤을 많이 볼 수 있을 거다. 필자도 헬스장에서 쿵푸나 복싱 개폼 시전하는 인간(생각 외로 흔하다), 이성 회원 몸 더듬고 다니는 성범죄자까지 별의별 잡것들을 다 봤지만 상당수는 자기가 뭘 잘못하는지도 모르는 노답들이다. 그런 의미에서 헬스장에서 진상이 되지 않기 위한, 혹은 진상을 상대하는 방법을 알아보자.

물 나쁜 헬스장은 공짜라도 가지 마라. 나도 물든다

헬스장은 시설만 좋다고 되는 게 아니다. 회원이야말로 좋은 헬스장을 완성하는 화룡점정이다. '물'이 좋아서 진지하게 운동에 집중하는 헬스장이 있고, 진상들이 득시글하는 헬게이트도 있다.

헬스장 분위기는 관리자의 능력에 달렸다. 일단 분위기가 잡히면 다른 회원들도 따라 하며 선순환이 된다. 어쩌다 진상이 들어와도 대개는 자체 정화가 된다. 관리 안 되는 헬스장은 진상들이 점점 꼬이는 악순환이 된다. 멀쩡한 사람이 들어가도 개떡 같은 에티켓만 배워 동급의 진상이 된다. 아무리 싸도 이런 곳은 안 가는 게 정신건강에 이롭다.

트레이너는 원판 치우는 사람이 아니다

흔한 진상 중에는 덤벨이나 원판을 운동한 그대로 놔두고 가는 족속들이 있다. 이 글을 보면서도 '원래 그러는 거 아니었어?'라고 생각한 사람이 분명 있을 거다. 트레이너들이 보다 못해 치우는 경우가 많다 보니 그걸 당연하다고 여기는데, 첫 헬스장에서 잘못 배웠으면 지금이라도 다시 배워라. 덤벨과 원판은 원래 있던 거치대에 걸어두고, 바벨봉은 빈 봉 상태로 랙이나 스탠드에 꽂아둔다.

그나마 뒷사람이 힘 좀 쓴다면 욕 한 번 처먹고 끝나는데, 초보자나 여성이 써야 할 때는 일이 심각해진다. 원판이 가벼우면 다행이지만 중량 원판은 이들에겐 드는 것도 버겁다. 레그프레스나 바벨에 25kg 빨간 원판 박아놓고 나몰라라 가버리는 진상들 때문에 뒤에 운동하려던 사람이 다치거나 포기하기도 한다. 이쯤이면 놓고 간 원판으로 뒤통수를 한 대 쳐주고 싶어진다.

오지라퍼

헬스장에 처음 가는 사람들은 대개 '남들이 보고 비웃으면 어쩌나?'를 걱정한다. 그런데 실상 상급자일수록 남 운동에는 관심 없다. 내 운동도 힘들어 죽겠다는 게 첫 번째 이유지만 상대방이 불편해 하는 걸 아니까 일부러 안 본다. (하지만 '운동 다 끝난 적당한 타이밍'에 예의 갖춰 물으면 열성적으로 도와줄 거다.)

세상사 다 그렇듯, 남의 일에 참견하는 오지라퍼는 자기도 어설픈 경우가 많다. 원래 책 한 권 읽은 사람이 제일 무섭다. 어설픈 오지라퍼 취급당하기 싫으면 사고 나기 전까지는 남의 일에 관심 끄시라. 할 말이 있어도 운동 페이스 끊지 말고 다 끝나면 그때 해라.

반대로 누군가 귀찮게 말을 건다면? 이때는 눈에 확 띄는 밝은색의 큼직한 블루투스 헤드폰이 가벼운 예방주사가 된다.

누군가에게서 불쾌한 시선을 받는다면 일단은 피하거나 눈치를 주자. 그래도 계속된다면 들킨 것도 모르는 눈치 빵점일 테니 혼자 속 썩지 말고 '뭐 묻었나요?'라고 대놓고 묻는 게 낫다. 그래도 안 고쳐진다면 맞대응하기보다는 안내 데스크나 트레이너에게 말하자.

헬스장 전세 냈냐?

기구 하나를 차지하고 앉아 수십 분 꼼짝도 않는 사람도 있다. 그 기구가 여러 개라면 모르겠는데, 하나뿐이라면 그거 기다리는 다른 회원은 환장한다. 기구 한 개만 차지하면 그나마 순한 맛인데, 여러 기구에 여긴 물통, 저긴 수건 걸어놓고 모두 자기가 운동중이라고 우겨대는 초특급 진상도 있다. 이런 것들은 예의 챙겨줄 필요 없으니 그냥 무시하고 운동하자. 뭐라고 하면 "저 다음에 쓰셈."이라고 당당히 말하거나, 그럴 자신이 없다면 트레이너나 안내 데스크에라도 말해라.

헬스장 입장에서도 진상들은 멀쩡한 고객을 쫓아내는 골칫거리지만 다른 회원의 항의가 없이는 나서서 조치하기도 어렵다. 해결이 안 되면 애당초 물 관리 못 하는 헬스장이니 내가 나오는 게 낫다. 그런 헬스장은 다른 시간대로 가도 또 다른 진상이 있을 가능성이 높다. 세상은 넓고 헬스장은 많다.

이해 불가

위의 사례들처럼 남의 운동을 대놓고 훼방 놓는 케이스가 아니더라도 저 머릿속에 대체 뭐가 들었나 싶은 사람들도 많다.

- **괴성 지르기** : 생각 외로 많다. 기합도 아니고 말 그대로 괴성이다. 가끔은 누가 실수로 야동을 크게 틀었나 싶어 화들짝 놀라기도 한다. 뭐라고 하면 헬스장이 독서실이냐며 화내기도 한다.
- **듣도보도 못한 운동** : 어느 자료에도 안 나오는 괴랄한 운동을 하

는 사람들도 있다. 조용히 혼자 하는 건 너님 자유지만 정신 사납게 난리 부르스를 떨거나, 때로는 최고의 운동이라며 주변 사람들에게 해보라고 되지도 않는 오지랖까지 떤다. 헬스장뿐 아니라 가끔 유튜브 등에도 보인다.

- **과다 노출** : 남녀 공히 다른 사람들 눈 둘 곳 없게 만드는 민폐들이다. 웃통 벗어제끼고 사방에 땀칠하고 다니는 것들, 가슴골 대놓고 드러내거나, 레깅스보다는 팬티스타킹에 가까운 천조각 두르고 눈 어지럽히는 관종들도 있다.

- **더워 죽겠는데 선풍기나 에어컨 끄는 빌런** : 더운 날 육수 삐질삐질 흘려가며 운동하는데 에어컨이나 선풍기 끄는 이상한 족속들이 있다. 에어컨 바람이 싫다는 부류가 있고, 땀 많이 흘려 탈수로 체중이 주는 것을 진짜 살이 빠진다고 착각하는 부류도 있다. (헬스장 사장님들이 전기료 아끼려고 이 말 퍼뜨렸다는 괴담도 있었다.)

어쨌든 더우면 개고생 말고 에어컨 틀고 시원하게 운동해라. 에어컨 바람이 싫다고? 추운 사람은 걸치면 되지만 더운 사람은 답도 없다. 꼭 땀을 바가지로 쏟고 싶으면 다른 사람 물귀신으로 들볶지 말고 혼자 땀복 입든가, 그것도 싫으면 집에서 혼자 운동해라.

4강

근력운동, 맨땅에 헤딩하기

지금부터는 운동 이야기다. 대다수 한국인에게 근력 운동은 낯설다. 걷기나 달리기 정도는 볼 기회가 있지 만 근력운동은 청소년기까지는 어디 안드로메다 이야 기 같다. 그러다 몸 다 크고 어른이 되고 나니 몸짱이 되려면 근력운동을 해야 한단다. 이제 머리에 쥐가 나 기 시작한다. 아는 거라고는 기구 들었다 놓는 드라마 속 이미지 정도인데, 대체 뭘 어떻게 해야 할까?
에라, 모르겠으니 일단 맨땅에 헤딩부터 하자.

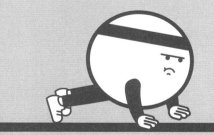

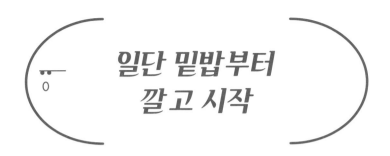

일단 밑밥부터
깔고 시작

어떤 운동을 하든 몸은 좋아진다. 근육도, 지구력도 다 좋아진다. 자전거를 타든, 달리기를 하든, 바벨을 들든 어쨌든 좋아진다. 그 중 '오직 근육만을 위해' 올인한 운동을 근력운동이라고 한다. 쉽게 말해 힘 쓰는 운동이다. 힘 많이 쓰고, 막판에 더는 못 들 만큼 기진맥진해서 그만두면 잘한 근력운동이다. 질질 늘어지며 대충 끝내면 망한 근력운동이다. 이것만 알고 시작해도 절반은 먹고 들어간다. 다음은 나머지를 채울 잡지식이다.

근력운동은 근육을 '크고' '강하게' 만든다
제목 그대로다. 근력운동의 목적은 '크고', '강하게'가 사실상 전부다. 당연한 소리를 뭐 대단한 양 씨부렸냐 싶지만 이 당연한 명제에도 안 들어맞는 개소리가 여기저기 꽤 많다.

종아리가 굵어 고민인 사람이 뒤꿈치 들기(유식한 말로 '카프레이즈')를 하면 어떻게 될까? 스쿼트를 하면 허벅지가 굵어질까 가늘어질까? 답은 빤하다. 종아리든 허벅지든 굵어질 거다. 그런데 세간에는 늘씬한 종아리를 위해 뒤꿈치를 들라는 '뭔 개소리?'가 여전하고, 쭉 빠진 허벅지를 위해 스쿼트를 하라는 헛소리도 난무한다. 심지어 근력운동으로 그 부위의 체지방을 태워 가늘게 한다는, 이미 구라로 확인된 이야기도 징글징글하게 튀어나온다.

입은 비뚤어져도 말은 바로 하자. **근력운동은 근육을 크게 한다.** 근육을 키워서 나올 곳 나오게 해서 보기 좋은 몸매를 만들자는 거다. 근력운동은 근육을 나오게 할 수는 있어도 들어가게 할 수는 없다. 들어갈 곳을 들어가게 하는 건 근력운동이 아니라 다이어트와 유산소운동의 몫이다.

뻥근육 vs 실전압축근육(?)

큰 근육이 힘도 세고, 힘센 근육은 대개 크다. 그런데 이런 얘기가 나올 때마다 딴지를 거는 사람이 있다. '내 친구는 깡말랐는데 힘은 세요!'라거나, '보디빌더들은 덩치만 크지 힘은 똥망이라더라' 하는 이야기 등등이다. 작지만 강한 실전압축근육(?)이라는 게 있어서 부피만 키운 뻥근육 따위는 쌈싸먹는다는 도시전설도 있다.

하지만 무협지는 머리에서 지우고 현실을 직시하자. 근육의 크기는 힘의 상한선을 정한다. 힘은 하드웨어(근육)와 힘을 쓰는 소프트웨어(운동신경)의 합작품이다. 깡마르고 힘센 사람은 소프트웨어를 최적화해 하드웨어를 한계치까지 쓰고 있을 뿐이다. 엇비슷한 덩치 사이에선 강해 보여도 아예 다른 체급 앞에서는 어림도 없다.

반대로 근육 많고 덩치는 크지만 힘을 못 쓰는 사람은 스펙만 빵빵하지 최적화가 엉망인 컴퓨터나 마찬가지다. 보디빌더들이 팔씨름이나 싸움을 못한다며 뻥근육이라는 오명을 듣는 것도 해당 종목에 맞춰 힘을 쓰는 기술이 부족해서다. 하지만 이미 있는 피지컬에 기술이 더해지면 몇 배는 빨리 괴물이 된다.

반대도 마찬가지다. 힘센 사람은 힘을 쓰는 소프트웨어, 즉 운동신경이 좋으니 운동을 빡세게 잘 한다. 여기에 밥 잘 먹고 잘 쉬면 다른 사람보다 근육 크기도 훨씬 빨리 자란다.

그러니 근육 크기와 힘을 따로 놓고 생각하지 마라. 결과적으로 큰 근육과 강한 근육은 동전의 양면이다.

프리웨이트, 머신운동, 맨몸운동은 뭐가 다를까?

앞서 헬스장의 운동기구 설명 부분을 되짚어 보자. 근력운동 중에는 바벨이나 덤벨처럼 무거운 기구를 직접 손에 쥐고 하는 운동이 있다. 이걸 '무게를 자유롭게 움직인다'는 뜻에서 프리웨이트라고 한다. 영어라 골 아프겠지만 이 바닥에서 기본으로 통용되는 말이니까 아는 척하려면 이 정도는 기억해두자.

프리웨이트는 근력운동의 기본이다. 많은 근육을 동시에 단련할 수 있고, 힘을 기르는 데도 좋다. 내가 주도적으로 움직여야 하니 어렵고 연습도 많이 해야 한다. 넘어지거나 기구를 떨어뜨리는 등등 큰 사고 위험도 있다. 상급자들이 프리웨이트에 유별난 부심을 부리는 것도 어려워서다. 개나 소나 다 한다면 누가 부심을 부리겠나.

한편 기구 손잡이를 잡고 정해진 범위만 움직이는 기구가 머신이다. 머신은 한 부위만 콕 찍어 운동할 때 유용하다. 정해진 방향으로 힘만 주면 되니 배우기 쉽고, 기구를 떨어뜨리거나 자세가 무너져 다칠 걱정도 적다.

대신 기계가 잡아준 방향대로 힘만 주면 되니 기술은 덜 필요하고 한 동작으로 단련되는 근육의 개수도 적다. 그러니 기본적으로는 프리웨이트의 보조라고 본다.

자, 그럼 헬스장에 막 등록한 깡초보 당신. 어떤 운동으로 시작할까? 마음만 같다면 '잔말 말고 프리웨이트!'다. 필자의 대표작인 《헬스의 정석》 시리즈에도 프리웨이트 위주로 운동하라고 되어 있다. 그게 정석이니 프리웨이트부터 시작하겠다면 당연히 격하게 응원한다.

그런데 난생처음 헬스장에 가서 안 그래도 덜덜 떨리는데 헬창들의 부심이 넘실거리는 '프리웨이트 존'에서 초보 티 좔좔 내며 기죽고 싶지 않은 것도 당연하다. 잉크도 안 마른 면허증에 경차 몰고 고속도로 나가는 심정이다. 그 부담을 비켜가고 싶다면 15~30일쯤 머신 위주로 운동하고, 짬짬이 프리웨이트를 연습하며 적응 기간을 가져도 된다. 방법은 뒤에 설명하겠다.

그 외에도 내 체중을 이용해서 운동하는 맨몸운동도 있다. 기본적으로는 프리웨이트와 비슷하지만 내 몸무게로 자극을 주려다 보니 운동 강도를 조절하는 데 제약이 많다. 여기에 관해서는 나중에 따로 적겠다.

몸의 어디를 어떻게 운동할까?

근력운동 책들은 딱 펼쳐들면 (사실 필자의 《헬스의 정석》도 그렇지만…) 피부 홀딱 벗겨놓은 근육 그림이 첫 장에 등장하면서 발음도 어려운 근육 이름들이 시작부터 머리를 과부하로 몰아넣는다.

물론 근력운동 했다고 명함 내밀려면 유명한 근육 이름 정도는 알아야 한다. 그래서 이 파트도 근육 이름 설명으로 시작할까 했지만 헬린이를 위해 '일단은' 건너뛰겠다. 운동하다 보면 외우기 싫어도 어차피 외우게 된다.

여기서는 골 아픈 근육 이름 대신 몸의 부위별 특징부터 뭉뚱그려 설명하려고 한다. 실제로 운동밥 좀 먹었다는 사람들도 혀 꼬이는 근육 이름만 줄줄 꿰지 정작 기능에 관해서는 깜깜이도 허다하다. 어쩌면 이 정도 알아도 단숨에 그들을 치고 나갈지 모른다.

하체

하체라고 하니까 다리만 생각하기 쉬운데, 이 바닥에서는 엉덩이까

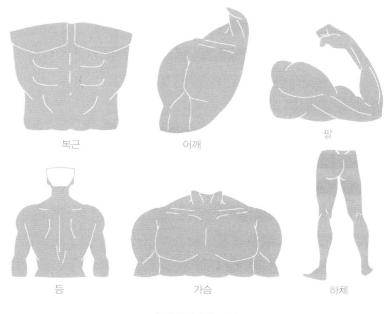

복근　어깨　팔

등　가슴　하체

우리 몸의 운동 부위

지 퉁쳐 말한다. 크기로 봐도, 힘으로 봐도 우리 몸에서 대빵인 근육군이다. 당연한 것이, 걷고 달리며 내 체중을 받치는 놈들 아닌가.

하체가 얼마나 중요한고 하니, 허벅지 굵기를 보면 잔여 수명을 알 수 있다. 팔은 부러져도 붙으면 끝나지만, 대퇴골이나 골반이 부러지면 장애가 남거나 목숨을 걱정해야 한다. 근력운동에서의 중요도에서도 단연 탑이다. 근력이 제일 강한 만큼 무게도 제일 높게 친다. 하체를 많이 쓰는 대표적인 운동은 스쿼트다.

한국인 기준에서 하체운동의 주 타겟은 허벅지와 엉덩이다. 허벅지 근육은 주로 무릎 관절을 움직여서 훈련하고, 엉덩이 근육은 고관절을 움직여 훈련한다.

　서구인은 유전적으로 종아리가 가는 편이라 종아리 운동도 기본으로 하지만, 한국인은 종아리가 굵어서 골머리 앓는 사람이 더 많으니 선수가 아니면 안 해도 무방한 때가 많다.

등

등은 상체의 뒷면이고 덩어리로만 보면 두 번째로 근육이 많은 부위다. 등 근육은 '척추를 지지하고+팔을 뒤나 아래로 당기는' 기능을 주로 한다. 미용 면으로는 역삼각형 상체 라인을 만드는 주인공이다. 시멘트 포대처럼 무거운 물건을 밑에서 들어 올릴 때, 내 몸뚱이를 위로 끌어 올릴 때(쉽게 말하면 턱걸이다.) 빡세게 쓰인다. 힘이 센 근육이라 무거운 기구를 쓴다.

　등을 많이 쓰는 대표 운동은 턱걸이지만 정면에서 무언가를 당기는 로우, 등과 하체를 함께 쓰는 데드리프트도 있다. 데드리프트는 근력운동 종목 중 가장 무거운 중량을 다룬다.

어깨

어깨는 상체의 윗면인데 등, 가슴의 윗부분과 약간은 중복된다. 널찍하고 각진 어깨선을 갖고 싶은 사람들에게 중요한 부위다. '무거운 것을 위로 밀어 올리고+팔과 목을 지지'한다. 비교적 강한 부위지만 등이나 하체보다는 가벼운 기구로 운동한다. 어깨를 쓰는 대표적인 운동은 오버헤드프레스(바벨을 위로 올리는 동작)이다.

가슴

가슴은 상체 앞면의 윗부분, 소위 말하는 '갑바'다. '앞으로 밀고+옆에서 당기고'를 한다.

기능으로만 보면 하체나 등보다 중요도가 떨어지지만 워낙 눈에 딱 띄는 부위라 옛날부터 미용적으로는 과대평가받는다. 쌍팔년도 헬스장에선 너도나도 벤치프레스(누워서 위로 바벨 밀어 올리기)만 했고, 동네 약수터만 가 봐도 스쿼트하는 영감님은 없어도 벤치프레스나 팔굽혀펴기, 평행봉 운동하는 영감님은 꼭 있다.

대표 운동인 벤치프레스만 보면 등이나 하체를 쓰는 스쿼트나 데드리프트보다는 30%쯤 낮은 무게로 운동한다.

팔

근력운동이라고 하면 뇌리에 딱 떠오르는 이미지가 양손에 바벨이나 덤벨 들고 으쌰으쌰 들어올리는 모습이다. 그 이미지가 머리에 박혀서인지, 예습 없이 덮어놓고 근력운동을 시작하는 사람들 태반은 팔부터 운동하려 한다. 사실 이건 걸음마도 못하면서 춤부터 연습하는 꼴이다. 초보 때 팔은 등, 어깨, 가슴 운동을 하면 함께 자란다. 팔운동을 따로 하는 건 기본기를 익힌 후의 심화과정이다.

팔운동은 '팔꿈치를 굽히는 운동(컬)+팔꿈치를 펴는 운동(익스텐션)'의 두 가지를 세트로 하게 된다. 전완(팔꿈치~손목)이 가늘어서 고민인 사람들은 그 부위 운동을 따로 하기도 한다.

복근과 코어

팔만큼이나 초보자들이 눈독을 많이 들이는 부분이 복근이다. 코어라는 말도 쓰는데, 복근을 포함해 몸 중간 토막의 안팎 근육 전체를 말하니까 훨씬 의미가 넓다. 어쨌든 코어는 몸통을 받치는 기둥 역할이다. 이 부위를 '근사한 식스팩' 관점으로만 보는 사람들이 많지만, 코어는 허리 건강에서 아주아주 중요하다.

복근과 코어를 단련하는 운동은 워낙 종류가 많아서 대표선수 하나를 딱 꼽기가 쉽지 않다. 그래도 굳이 대표를 꼽자면 싯업(윗몸일으키기)이 있고, 한때 유행을 탔지만 요즘은 인기가 한풀 꺾인 플랭크도 있다. 사실 스쿼트나 데드리프트 같은 '무거운 종목'을 운동하면 코어도 어느 정도는 함께 운동이 된다.

지금까지 각 부위들을 알아봤는데, 근력운동을 할 때는 이 부위들을 프로그램으로 묶어서 하게 된다. 그 방법은 뒤에 다룰 테니 일단은 넘어가자. 각 부위별 대표 종목들을 따로 표로 정리했는데, 찾아보기 쉽게 제일 마지막에 덧붙여 뒀으니 나중에 필요한 때 찾아보시라.

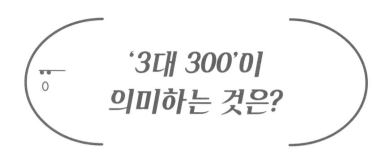

'3대 300'이
의미하는 것은?

근력운동 종목 대부분은 동영상이나 책을 독학하면 동작 흉내는 낼 수 있다. 흉내라도 제대로 내면 100%는 아니어도 70% 효과는 낸다. 초보자들이 효과 없는 삽질을 남발하는 포인트는 동작보다는 '어떤 종목을+어느 정도 무게로+몇 번까지' 하느냐다. 이제 저 골 아픈 연립방정식을 어떻게 풀지 따져보자.

중량과 횟수의 함수

무겁게, 여러 번 들수록 빡센 운동이 되리라는 건 전문가가 아니어도 알 수 있다. 그런데 무거운 기구일수록 들 수 있는 횟수는 줄어든다. 결국 현실에선 '가볍게 여러 번 드느냐 vs 무겁게 적은 횟수를 드느냐'의 문제가 된다.

당신이 초보자라면 횟수를 중시하는 전자가 낫다. 초보 때는 바른 자세로 여러 번 반복해 몸에 익혀야 하고, 무거울수록 자세가 망가지기 쉬우니까 말이다. 그렇다고 터무니없이 가볍게 드는 것도 근력운동이라고 할 수 없으니 '적당히' 무거워야 한다. 아, 그런데 직장 상사의 '알아서 해' 만큼이나 짜증나는 문구가 '적당히' 아니던가?

초보자에게 맞는 횟수

이 책은 불평이나 예외는 치워두고 두부모 자르듯 답을 주기로 했으니 횟수도 정해준다. 초보자는 연속으로 8~12회 들며 시작하기를 권한다. 바벨이나 덤벨을 쓰는 종목은 8~10회, 머신은 12회가 디폴트 값이다. 아무 무게나 그 횟수만큼 들라는 게 아니라 그 정도 들고 나면 '때려죽여도 더는 못 해' 싶어지는 무게를 찾으라는 의미다.

많은 연구 결과, 근육의 크기와 힘을 효과적으로 기를 수 있는 횟수의 하한선은 가까스로 들 수 있는 횟수에서 −3회라고 한다. 유식한 말로 RIR3 혹은 RPE7이라고도 하는데, 이 용어는 알아두면 좋고 당장은 몰라도 상관없다.

예를 들어 당신이 40kg 바벨로 피똥 싸며 벤치프레스 12회를 가까스로 들 수 있다면, 앞으로는 그 무게로 최소 9회 이상씩은 들어라. 그게 당신이 연속으로 해야 할 횟수의 하한선이다. 이렇게 한계점 가까이까지 한 번 연속적으로 든 것을 '세트set'라고 한다.

몇몇 변칙적인 운동법을 빼면 한 종목에서 총 3~5세트 정도 하는 게 보통이다. 그 뒤엔 다른 종목이나 부위로 옮겨간다. 그런데 기를 쓰면 20번 들 수 있었을 무게로 10번 들고 말았다면? 이걸 이 바닥 전문용어로 쓰레기 세트(Junk Set)라고 한다. 당신이 십여 세트 운동했는데도 계속할 수 있을 만큼 힘이 남아돈다면 십중팔구 태반이 쓰레기 세트였을 거다. 총 몇 세트 했는지보다 매 세트 마지막 순간에 얼마나 피똥 싸게 밀고 당겼는지를 생각해라.

얼마나 무거워야 할까?

무게가 무거울수록 당연히 빡센 운동이 된다. 대신 자세가 무너지거나 부상을 입기 쉽고 횟수도 줄어든다. 본인이 가능한 최고 무게로 벤치프레스를 딱 한 번 들고 탈탈 털려서, 혹은 어깨가 아파서 더는 못 하게 된다면 그걸로 그날의 벤치프레스는 종쳐야 한다.

여기엔 또 무슨 문제가 있을까? 근육에 성장하라고 명령하려면 일정 횟수는 넘겨야 한다. 말하자면 과락이다. 한 번 들고 탈탈 털린 친구는 무게에서는 만점을 받았지만 횟수에서 과락이 나서 낙제다. 초보자라면 한 번으로는 자세 연습도 안 되었을 거다.

그럼 반대 상황은? 머그잔을 100번 팔이 빠질 만큼 들었다 놓으면 팔운동이 되었을까? 손목에 병이 날 만큼 종일 마우스와 키보드를 두들기는 개발자의 팔뚝이 근육질이던가? 천만의 말씀이다. 이 사람들은 횟수는 만점인데 무게에서 과락이라 근육이 안 자랐다.

그 정도는 아니지만 세트당 40~50회, 심지어 스쿼트를 몇 백 번 나가떨어질 때까지 연속으로 한다는 사람도 있다. 필자의 어린 시절에 스포츠 만화에서 이런 비슷한 내용을 꽤 본 것 같다. 뭔가 투지

넘치고 빡센 것 같지만 현실에서 정말 그렇게 운동시키는 지도자가 있다면 민사소송감이다. 사람은 집중해서 동작할 수 있는 시한이 있어서 반복이 과도하게 많아지면 점점 자세가 망가진다. 게다가 관절의 특정한 면을 급행으로 마모시켜 '연골이 갈려 나간다'. 그러니 관절 갈아먹고 싶지 않다면 하지 마라.

결론적으로, 세트당 8~12회는 초보자 기준에서 무게와 횟수 모두 극단을 피할 수 있는 무난한 범위다.

몇 세트를 운동해야 한 티가 나려나?

그럼 각 부위를 한 주에 총합으로 몇 세트쯤 운동해야 가장 효율적인 결과를 얻을까? 너무 적어도 효과를 못 보고, 너무 많아도 운동 잘못한 것이거나 골병든다. 그러니 사람마다, 부위에 따라서도 다르다. 10대 후반에서 50대 초보자라면 아래 정도가 권장치다.

단, 이보다 덜 한다고 효과가 아주 없다는 건 아니니 시간 없다고 '에잇, 안 해!' 내팽개치는 핑계로 삼지는 마라.

- 하체와 등은 크고 강한 근육이라 운동량도 많이 필요하다. 그 부위를 단련하는 운동을 주당 20세트 이상씩은 해주되, 30세트는 넘기지 말자. 덩어리가 큰 만큼 피로도 크다.
- 가슴과 어깨는 근육도 크고, 미용적으로도 눈에 확 띄는 부분이다. 주당 15세트 이상이 좋지만 25세트는 넘기지 마라. 부상 단골

손님 부위라 무리하다가 본전도 못 뽑는 수가 있다.

- 팔이나 복근은 근육이 크지 않고, 초보자들은 다른 운동을 할 때 함께 단련되니 처음부터 많은 투자는 필요 없다. 주당 12세트면 족하다.
- 여기서의 세트 수는 직접 그 부위를 단련하는 운동도 있지만 간접적으로 단련하는 운동도 포함한다. 예를 들어, 벤치프레스는 가슴을 주로 단련하지만 어깨와 팔 뒤편(삼두근)도 함께 단련한다. 턱걸이나 바벨로우 같은 대부분의 등운동은 팔 앞면(이두근)도 함께 단련한다. 이렇게 간접적으로 관여하는 종목은 0.5세트로 계산한다.

공부를 좀 하게 되면 여기서 제시한 세트 수는 해외 전문 자료나 트레이너가 붙어 가르칠 때 권장치보다 좀 많다는 걸 알게 될 거다. 이건 혼자 운동하는 초보자는 운동의 질이 떨어지는 걸 감안한 결과다. 원래 배울 때는 '감당 못 하고 나자빠지지 않는' 한도에서는 남보다 조금은 더 하는 사람이 빨리 성장하지 않던가.

그런데 여기서 하나 더, 세트가 있다면 중간에 쉬어야 한다. 별것 아닌 것 같지만 세트 사이 휴식도 중요한 문제다. 짧게 쉴수록 빡센 운동이 되니 초보자라면 '긴장이 풀리지 않도록' 휴식도 적당히 제한해서 1~2분이면 된다. 이건 과학보다는 행동 문제다. 휴식이 길어지면 핸드폰이나 TV 보느라 넋 놓고 집중력이 떨어지기 십상이다. 멍 때리다 상상의 세계에 빠져죽기 전에 다음 세트를 시작해라. 경력이 붙고 무거운 중량을 다루면 3~5분까지 늘리기도 하지만 그건 시간관리 능력이 생기고 난 뒤의 문제다.

주당 몇 번 운동할까?

드라마도 시리즈를 모아 밤새워 끝장을 보는 사람이 있고, 조금씩 나눠서 보는 사람이 있다. 그렇다면 위의 세트 수는 어떻게 나눠서 소화할까? 하체를 주당 20세트 운동하려는데 월요일에 날 잡아 다 끝내버리고 남은 날은 다른 부위를 운동하는 게 좋을까? 아니면 4번으로 나누어 월화목금에 5세트씩 하고 다른 부위도 이렇게 나눠서 할까? 이걸 세트법이라고 하는데, 이 바닥에서 다섯 손가락 아니 세 손가락 안에 드는, '앗 뜨거' 싶은 주제다.

1970~80년대까지는 날 잡아서 한 부위를 확 지져버리는 5분할법을 최고로 여겼다. 영어로는 'Bro Split(형씨들의 분할법)'이라고 할 만큼 대중적인 방식이었다. 그런데 정말 빡세게 하체운동을 한 날은 20세트는 고사하고 10세트만 해도 다리가 후들거려 헬스장 계단을 못 내려간다. 여기에 10세트를 또 한다고? 지구력이 엄청 좋은 사람이 아니라면 운동보다는 세트 수 때우기 노가다가 된다.

실제로 많은 연구가 이어지면서 이젠 주당 두세 번 이상 운동하는 게 대체로 좋다는 쪽이 대세가 됐다. 앞서의 예처럼 주당 20세트를 한다면 세 가지 옵션이 있겠다.

- 하루에 5세트씩 주 4일 운동하기
- 하루에 7세트씩 주 3일 운동하기
- 하루에 10세트씩 주 2일 운동하기

전 언제 초보 딱지를 떼는 건가요?

이 책의 첫 번째 목표는 독자들에게서 '초보 딱지'를 떼주는 거다. 안 그래도 서열에 예민해진 시국에 근력운동까지 레벨을 따지는 게 거시기하지만 일단 연차로 따져는 보자. 보통은 주당 3~4일 이상 꾸준히 운동해서 6개월~1년 정도면 초보 딱지는 떼었다고 보는 사람도 많다.

그런데 연공서열도 파괴한다는 요즘 세상에 헬스장 궁둥이 붙인 기간만으로 레벨을 찍는 건 치사하지 않나? 그래서 커뮤니티 등에서는 3대 근력운동(스쿼트, 벤치프레스, 데드리프트)에서 최대로 한 번들 수 있는 중량(1RM) 합계를 따지기도 한다. 헬알못들도 들어보았을 3대 300이니, 500이니 하는 말이 여기서 나왔다. 사실 이것도 몸 크기나 성별을 깡그리 무시한 수치라 합리적인 기준은 못 된다.

그러니 체중까지 넣어 보자. 남성이라면 벤치프레스는 자기 몸무게만큼, 스쿼트와 데드리프트는 몸무게의 1.5배 넘게 들면 '좀 드는데?' 소리는 듣는다. 체중 70kg대 남성이면 셋을 합쳐 대충 300 가까이 되는데, 이 때문에 '3대 300'이 '쇠질 좀 한 사람'의 기준 아닌 기준이 되었다. 비슷하게 3대 500이면 상급자라고 헬스장에서 방귀 좀

끼고 다닐 수 있는 레벨로 본다.

여성은 벤치프레스에서는 체중의 50~60% 이상, 스쿼트와 데드리프트는 체중 정도 든다면 쇠질 좀 해본 언니들이다. 여성의 평균체중 58kg을 적용하면 3대 150 언저리쯤 된다. 이 체중에서 3대 220을 넘기면 쎈 언니로 껌 좀 씹고 다녀도 된다.

그런데 지금까지는 중량으로만 본 것이고, 트레이너 관점에서의 초보자는 좀 다르다. 가르치는 입장에서는 '발전 가능성'이 제일 중요하다. 초보자 때는 개떡같이 훈련해도 찰떡같이 근육이 붙는다. 그러니 '초보자 효과'라는 말도 있다. '이대로 몇 년만 더하면 아놀드처럼 되겠네?'라는 야무진 몽상에 빠지는 시기도 이때고, 남들 앞에서 잘난 체하고 누가 '근'자만 꺼내도 눈동자에서 불똥이 팍팍 튀기는 때가 이때다.

짧게는 몇 달, 길게는 1년 이상 그런 기간이 지나고 나면 십중팔구는 어느 순간 벽에 부딪치고 첫 정체기를 맞는다. 자, 이제 당신의 좋은 날은 다 갔다. '제대로 된 방식으로 훈련하지 않으면 발전이 없는' 중급자가 되셨다. 축하해야 할지 아닐지는 잘 모르겠다.

예습 끝,
도장 깨러 가자!
(feat. 운동 프로그램)

자, 예습은 끝났다. 헬스장도 등록했고, 신발과 운동복도 마련했다. 이제 헬스장에 가서 맨땅에 헤딩 해볼 차례다. 그런데 막상 내일 아침 헬스장에 갈 생각을 하니 잠도 안 온다. 운동하는 다른 사람들 앞에서 어리버리 초보티 내는 건 자존심이 용납하지 않는다.

그럼 첫날 어버버하지 않고 뭘 할지 알려준다. 당신이 헬스장 냄새도 못 맡아 본 초보라면 0단계로, 이전에 근력운동을 흉내라도 내봤다면 1단계로 건너뛰어라.

0단계 - 트레이너 없이 시작한 깜깜이의 첫 1~2주

당신은 회사 인근 헬스장에 막 등록하고 오리엔테이션을 마친 깡초보 영수 씨다. (영숙 씨여도 뭐 상관없다.) 오리엔테이션에서 개인 트레이닝을 권유받았지만 돈이 없다고 넘겼다. 나중에라도 할지는 트레이너 봐서 생각할 참이다.

개인 라커도 쓰기로 했다. 값비싼 신상 운동화는 불안하니 오래 신은 낡은 운동화와 세면도구 정도면 못된 놈이 집어가도 크게 아깝지는 않을 것 같다.

오늘은 혼자 운동하는 첫날이다. 리셉션에서 받은 공용 운동복으로 갈아입고 들어선다. 한쪽에는 머신 종류들이 줄줄이 놓여 있고, 한쪽에는 바벨과 덤벨, (왠지 겁나는) 랙이 있다. 먼저 와서 운동하는 십여 명이 보인다. 흠… 이제 뭘 하지?

수피라는 사람의 책을 보니 초보자는 스쿼트, 벤치프레스, 데드리프트, 오버헤드프레스, 턱걸이나 랫풀다운 같은 걸 하루에 돌아가며 하란다. 맙소사, 그 자식 미쳤나? 한 종목 연습하기도 힘든데 발음도 힘든 다섯 종목을 오늘 다 연습하라고?

아참, 오해했다. 깡초보를 위한 가이드를 보니 처음엔 머신으로 감을 익혀도 된단다. 그럼 일단 가슴운동으로 벤치프레스… 아니, 체스트프레스 머신을 찾아보자. 남자는 갑바다.

일단 핸드폰으로 이미지 검색해서 비슷한 머신 찾아간다. 다행히 의자처럼 생긴 머신 옆에 이름과 사용법이 붙어 있다. 의자에 앉아 손잡이를 잡고 앞으로 미는 기계다. 평소 이 운동을 해온 사람처럼 아주 자연스럽게 머신에 앉았다. 으쌰, 밀어보려니 어라? 꼼짝도 않네? 뭐가 잘못됐지?

혼자 맨땅에 헤딩부터 해야 하는 깜깜이는 첫 한두 주는 효과를 따지며 종목을 가릴 처지가 아니다. 얄궂게도 효과 좋은 기본운동은 대부분이 어렵다. 기본 운동부터 시작하는 게 당연히 최선이지만 지겨워 못 해 먹겠다고 며칠 만에 때려치는 최악의 시나리오도 피해야 한다. 효과는 접어두고 감을 익히는 준비단계가 필요할 수도 있다. 며칠 눈팅이라도 하면 본격적으로 운동을 시작할 때도 덜 버벅댄다.

그러니 자신이 없다면 일단 쉬운 머신부터 시작하자. 대신 중요한 종목을 하루 하나씩은 꼭 연습해라. 눈팅도 하고, (앞으로 트레이너를 둘 예정이라면) 트레이너들이 다른 회원을 가르치는 모습도 곁눈질하면서 상황을 파악한다. 앞으로의 기반을 다지는 소중한 시기다.

이때 할 운동은 그냥 딱 정해주겠다. 한두 주는 주당 3~4일 헬스장에 가고, 정해준 운동만 해라. 헬스장이라면 다 있는 기구로 짰다. 동작은 기구 옆에 설명이 붙어 있을 테니 그걸 따라 하자.

설명이 없다고? 스마트폰 둬서 뭐 하나. 운동 이름으로 동영상 검색하면 다 나온다. 다만 동영상도 별의별 좋은 것 나쁜 것 뒤죽박죽이라 고르기 어려울 수 있다. 정말 못 찾겠다면 수피 블로그에 참고할 만한 종목별 동영상 링크를 모아 포스팅을 올려둘 테니 방문해보자.

- **체스트프레스 머신 :** 가슴이 메인인 운동이고, 어깨와 팔 뒤쪽 삼두근 운동도 된다. 첫날엔 일단 5세트만 해보자.
- **머신 로우 :** 등이 메인인 운동이고, 팔 앞쪽 이두근 운동도 된다. 이것도 5세트 해보자.

- **레그프레스 머신 :** 다리가 메인인 운동이다. 허리부터 엉덩이까지 등판에 딱 붙이고 떨어지지 않게 조심하자. 이건 5세트 해보자.
- **숄더프레스 머신 :** 어깨가 메인인 운동이고, 팔 뒤쪽 삼두근 운동도 된다. 이건 3세트만 하자.

일단 해야 할 건 이 네 종목, 총 18세트다. 여기서 세트는 (뒤에 적을) 유효세트 기준이다.

그럼 어느 정도 무게로, 몇 번씩 할까? 일단 첫날은 내 무게를 파악하는 날로 삼자. 모든 머신에는 무게추가 있다. 여성은 추 한두 개로, 남성은 추 두세 개로 시작해 할 수 있는 데까지 해보자. 15번을 무리 없이 들 수 있으면 다음 세트에선 추를 늘린다.

아래는 필자가 추를 올리거나 내리는 기준이다. 위에서 말한 3~5세트는 여기서 말하는 '유효세트'만을 카운팅한다. 세트 사이 휴식은 할 만하면 1분, 많이 힘들면 2분 쉬면 된다.

- 아예 안 밀리거나 들자마자 '끄~응' 소리 나고, 배배꼬며 한두 번 겨우 들면 그 중량은 포기해라. 다친다.
- 3~7번 이내에 몸이 비틀리기 시작하면 무게를 한두 칸 줄이자. (그래도 유효세트로는 친다.)
- 8~14번 사이까지 성공했다면 다음 운동일에 그 중량을 다시 시도하자. (이것도 유효세트다.)
- 15번째까지 끙끙대며 성공했다면 그날은 그 중량으로 계속 운동

한다. 세트를 반복할수록 한계 횟수가 줄어도 상관없다. (이것도 유효세트다.) 다음 운동일엔 한 단계 올려보자.

- 16번을 넘겨도 한계치에 가까워진 느낌이 없다면 시간 낭비했다. 이 세트는 유효세트에서 빼고 무게추 올려 다시 시도한다.

자, 그럼 오늘치 쉬운 기계운동 다 끝났나? 하지만 아직 씻으러 갈 때는 아니다. 하루 한 종목씩 진짜 운동을 '연습'하라고 했다.

첫날은 맨몸 스쿼트다. 15번씩 5세트다. 둘째 날은 푸시업, 할 수 있는 데까지 5세트다. 하나도 못 하면 벤치에 손을 짚거나, 무릎을 대고 하면 된다. 셋째 날은 턱걸이다. 단, 턱걸이는 한 번도 못 하는 사람이 너무 많다. 깜깜이라면 못 할 가능성이 훨씬 높다. 그러니 운 좋게 턱걸이가 한 개라도 된다면 턱걸이를 5세트 연습하고, 그게 아니면 턱걸이 대신 풀다운이라는 머신운동을 4세트 하자.

이것까지 다 끝내고 나면 하루의 운동 시간은 아마도 한 시간 남짓으로 마무리될 거다. 그럼 씻고 집에 가자. 더는 욕심낼 것 없다.

1단계 – 헬스장에서 운동하는 초보자

첫 한두 주 동안 머신만 다루면서 헬스장 분위기를 익혔다면 지금부터가 진짜 운동이다. 그동안 열심히 했던 머신운동은 이제 뒷자리로 잠시 미뤄두자. 지금부터는 막판에 연습했던 운동들을 응용해서 '기본종목'들을 훈련할 때다. 당신이 운동 좀 했다고 껌 좀 씹으면서 뻐

기려면 반드시 해야 할 운동 7가지를 알려준다. 학교 교과목으로 치면 국어와 영어, 수학, 사탐, 과탐 정도 되겠다.

- 하체를 위주로 한 전신운동 : 스쿼트 / 데드리프트
- 가슴과 어깨운동 : 벤치프레스 / 오버헤드프레스 / 푸시업
- 등 운동 : 턱걸이(안 되면 풀다운) / 덤벨이나 바벨 로우

이쯤에서 '복근이나 팔운동은요?'라고 물을지도 모르겠다. 결론부터 말하면, 당장은 필요 없다. 턱걸이를 하면 등 근육과 함께 팔의 이두근이 생기고, 벤치프레스를 하면 가슴, 어깨 근육과 함께 팔의 삼두근이 생기고, 스쿼트와 데드리프트, 푸시업만 제대로 해도 다음날 복근이 살살 당긴다. 저 7개 종목 제대로 익히는 것만으로도 머리털 다 빠질 지경일 테니 다른 곳은 나중에 신경쓰자.

자, 그럼 저 운동들을 어떻게, 몇 번 실시할까? 여기서는 맨몸으로 하는 운동과 기구를 써서 하는 운동이 다르다.

맨몸 종목

맨몸으로 할 수 있는 운동은 스쿼트, 턱걸이, 푸시업이 있다. 초보자의 맨몸운동은 **'자세가 무너지지 않고' 할 수 있는 한계까지가 1세트**다. 푸시업 7회 하고 팔이 부들거려 더는 못 올라가면 그게 1세트다. 아예 한 번도 못 한다면 깔짝대는 편법이라도 써야겠지만, 한번이라도 되면 깔짝대기는 집어치우자. 잘못된 동작이 몸에 굳어지

면 고치기는 열 배 힘들다. 맨몸운동은 처음엔 횟수부터 늘리자. 목표는 15회다.

이전에 딱히 운동을 한 일도 없는데 처음부터 15번 이상 된다고? '우와, 대단하십니다!'라는 말은 일단 보류다. 십중팔구 확률로 자세가 엉터리였을 거다. 운동도 안 해본 사람이 푸시업, 턱걸이 정자세로 15번이 처음부터 되었다면 선수촌 갔어야 할 사람이 진로 잘못 택한 거다.

초보자의 전형적인 자세를 들자면, 푸시업에서 가슴이 바닥까지 내려가지 않았거나, 몸통을 곧게 유지하지 않고 물고기처럼 웨이브를 탔거나, 스쿼트에서 상체가 구부정해지고 엉덩이는 무릎 아래까지 내려가지 않은 거다. 턱걸이 배치기는 애교다.

낙담할 건 없다. 어차피 초보 때는 대부분이 머리로 상상한 자세와 실제 하고 있는 자세가 딴판이다. 그래서 동영상으로 찍어 확인하라는 거다. 혹 친절한 트레이너나 상급자가 옆에 있다면 도움받는 기회를 놓치지 마라. 단, 상대가 반드시 운동을 마친 후에 물어라. 상급자들은 운동 중간에 맥이 끊기는 것을 '아주' 싫어한다.

어쨌든 매주 1개씩도 좋고, 2주에 1개씩도 좋으니 늘리기만 해라. 도저히 안 늘면 할 만큼 하고 몇 초간 쉬었다가 강제로 한 회 해보는 시도라도 해라. 첫 세트는 되는데 둘째 세트부터 지지리 안 된다면 휴식시간을 3~4분으로 늘려서라도 횟수를 채워라.

그렇게 몇 주간 피똥 싸게 운동해서 15회를 달성했다면 이제 횟수 올리기는 그만하고 운동 강도를 높여야 한다. 맨몸운동이라면 배

낭이라도 져서 강도를 높이고 횟수를 도로 줄여라. 우린 짧은 시간에 크고 강한 근육을 갖는 게 목표지 막노동하려는 게 아니다. 크고 강한 근육은 큰 힘을 써야 얻는다.

기구운동

맨몸운동만 할 요량이면 애당초 돈 들여 헬스장에 갈 이유도 없다. 헬스장에 가는 건 기구를 쓰자는 거 아니었나? 기본 운동 중 중량 스쿼트, 데드리프트, 벤치프레스, 오버헤드프레스나 로우 같은 것들은 기구가 필요하다.

기구운동의 첫날 미션은 내게 맞는 중량을 찾는 일이다. 중량 스쿼트, 데드리프트, 벤치프레스의 '3대 운동'부터 짚어보자. 보통 근력의 남성이라면 빈 봉(20kg)으로 한 달간 동작 연습부터 한다. 여성, 청소년, 근력이 약한 남성은 8~18kg 경량봉으로 시작한다. 여성은 같은 체중의 남성이 다루는 무게의 60~70% 정도를 쓴다. 단, 벤치프레스는 유독 여성이 약하니 남성의 절반 정도로 시작해도 된다.

여기서도 초보자는 당연히 자세가 엉터리일 수밖에 없다. 당신이 잘못된 게 아니다. 필자를 포함해 누구나 그렇다. 섣불리 무거운 것을 들 수도 없고, 그래서도 안 된다. 시작부터 병원 신세 지고 'A~C, 더러워서 때려 치운다'라며 떠나는 최악의 수를 두지 마라.

이쯤에서 잔소리 하나. 요즘은 좀 줄었지만 해외의 파워리프팅 혹은 스트렝스 트레이닝 자료로 근력운동을 시작하는 사람들이 있다. 이 방식의 지향점은 중량이다. 여기서는 자세만 되면 바로 중량부터 팍팍 올려나간다.

사실 이건 근력운동 문화가 널리 퍼진 서구권에서 가능한 방식이다. 학교체육부터 똥망 수준인 한국 현실에서는 비추다. 헬스장 문을 처음 두드린 대한민국 성인 중 중고등학교에서 바벨을 잡아 보았거나, 처음부터 제대로 된 코치에게서 배우는 사람이 몇이나 될까? 몸뚱이는 하나뿐이다.

본론으로 돌아가서, 빈 봉이나 경량봉으로 12회 소화할 수 있다면 다음 운동부터는 중량을 최소 단위씩 올린다. 보통은 5% 이내로 올리는데, 빈 봉 기준 1kg이다. 양쪽에 0.5kg 원판(마이크로 플레이트) 한 장씩을 더 걸어야 한다는 건데, 문제는 그렇게 가벼운 원판이 없는 헬스장이 많다. 필자는 발목에 차라고 파는 0.5kg 모래주머니를 사서 묶는데, 그것도 없다면 다니는 헬스장에서 제일 가벼운 원판으로 추가해 보자.

무게를 올렸다면 횟수가 줄어드는 건 당연하다. 12회 들다가 6회로 곤두박질쳤어도 놀라지 말자. 무게 올린 첫날은 그 중량에 익숙해지면 그걸로 족하다.

다음번 운동하는 날엔 횟수를 1회 늘려보자. 지난번에 6회 들었다면 이번엔 7회다. 일단 들어보고 도저히 안 될 것 같으면 하루이틀 더 들어서 중량에 더 익숙해진 후로 미뤄도 된다. 사실 1주일에 1회씩만 늘어도 충분하고 남는다.

새로운 무게로 12회가 가능해지면 다시 무게를 더하고 횟수가 줄어들면 끌어올리는 사이클을 반복한다. 이게 초보 단계에서 중량을 늘리는 제일 안전하고 쉬운 방법이다. 유식한 말로 더블 프로그레션(이중향상법)이라고 하는데, 트레이너 할 거 아니면 이름 같은 건 몰라도 된다. 그렇게 눈 딱 감고 3~6개월만 해보자. 분명 몸이 달라질 거다.

3대 운동 말고 다른 종목도 방법 자체는 같다. 바벨을 쓰는 운동은 12회 중량을 찾아 시작하고, 머신이나 케이블을 쓰는 운동은 15회 들고 후들거려 더 못 할 만큼의 중량을 찾아내 시작한다.

운동 계획

그럼 주당 운동을 어떻게 배분할까? 일단 당신이 주당 운동할 날짜를 뽑아내라. 3일 이상이 좋지만 안 되면 안 되는 대로 하루라도 뽑아내라. 아예 안 하는 사람과 하루라도 하는 사람은 하늘과 땅 차이다.

- 주당 3일 이내면 하루에 전신을 다 운동한다(무분할).
- 주당 4일이라면 상체와 하체를 번갈아 운동하는 방식을 권한다(2분할). 예컨대 월·화요일 운동하고, 수요일에 쉬고, 목·금요일에 운동하고 주말에 또 쉬니 딱 좋다. 요일은 본인 사정에 따라 조절하면 된다.
- 6일 운동할 수 있고, 6개월 이상 운동했다면 '하체-가슴과 어깨-등'의 순서로 두 사이클을 운동할 수도 있다(3분할). 하지만 주당 6일 운동은 사회인이 소화하기는 피로할 수 있다.
- 5일 운동한다면 2분할과 3분할을 한 사이클씩 붙여도 된다.

아래의 표는 하루 한 시간 이상 근력운동에 투자할 수 있는 초보자를 위한 구성이다. 3분할은 최대한 기본 종목으로 짰지만 초보자에게는 굳이 필요 없는 종목도 있으니 6개월 이상 운동한 후에 실시하자. 혹시 묻는 사람이 있을까봐 덧붙이는데, 여성이나 남성이나 이때의 프로그램은 같다.

초보자용 무분할과 2분할 운동

무분할	스쿼트 : 8~12회 × 5세트 벤치프레스 혹은 푸시업 : 8~12회 × 5세트 랫풀다운 혹은 턱걸이 : 최대 15회 × 5세트 오버헤드프레스 : 10회 × 4세트 덤벨 스모 데드리프트 : 8~10회 × 3세트 + 유산소운동 20~40분	
2분할	1일차 상체	랫풀다운 혹은 턱걸이 : 최대 15회 × 5세트 머신/케이블/덤벨/바벨 로우 : 8~12회 × 5세트 벤치프레스 혹은 푸시업 : 8~12회 × 5세트 펙덱플라이 8~12회 × 3세트 오버헤드프레스 : 8~12회 × 5세트 + 유산소운동 30~40분
	2일차 하체와 허리	스쿼트 : 8~12회 × 5세트 레그컬 : 12~15회 × 3세트 레그프레스 : 10회 × 4세트 크런치 : 10~12회 × 4세트 덤벨 스모 데드리프트 : 8~10회 × 3세트 + 유산소운동은 워밍업과 쿨다운만 10분씩

3분할 운동

3분할	1일차 가슴과 어깨	벤치프레스 혹은 푸시업 : 8~12회 × 5세트 펙덱플라이 10~12회 × 4세트 오버헤드프레스 : 8~12회 × 5세트 사이드 래터럴 레이즈 : 10~12회 × 3세트 삼두 익스텐션 : 10~12회 × 4세트 + 유산소운동 30~40분
	2일차 등	(루마니안) 데드리프트 : 8~10회 × 3세트 랫풀다운 혹은 턱걸이 : 최대 15회 × 5세트 머신/케이블/덤벨/바벨 로우 : 10회 × 5세트 백 익스텐션 : 10회 × 4세트 바벨이나 머신 컬 : 10~12회 × 4세트 + 유산소운동 30~40분
	3일차 하체와 복근	스쿼트 : 8~12회 × 5세트 레그컬 : 8~12회 × 4세트 레그프레스 : 10회 × 5세트 크런치나 싯업 : 10~12회 × 4세트 플랭크 : 30초 × 4세트 + 유산소운동은 워밍업과 쿨다운만 10분씩

워밍업과 쿨다운

운동은 잠자리 플레이(?)와 비슷한 면이 많다. (사실 그것도 운동이기는 하다.) 아무리 가까운 사이여도 덮어놓고 본게임 난입하면 따귀맞기 십상인 것처럼, 운동도 살살 온도를 높이고, 그림 좋게 마무리하는 과정이 필요하다. 이게 워밍업과 쿨다운이다.

근력운동에서는 최소 10분 정도 가벼운 유산소운동이나 체조로 몸을 풀어준다. 이게 전체 워밍업이다. 헬스장까지 빠르게 걷거나 뛰기, 계단 오르기도 워밍업이다. 운동 시간도 절약할 수 있으니 일

거양득이다.

체조는 학창시절 배운 국민체조, 청소년 체조, 새천년 체조, (떠올리기는 싫겠지만) 국군 도수체조도 무방하다. 몸 전체의 관절을 고루 풀어준다면 어느 체조든 상관없다.

본운동에 들어가면 부위별로 워밍업 세트를 먼저 한다. 오늘 첫 운동할 무게의 절반쯤으로 5회 정도 들면서 '이 무게가 오늘은 이 정도 느낌이네!'를 한두 번 확인하는 과정이다. 기구의 상태, 머신의 경우는 의자나 손잡이 높이 등 기본 세팅도 확인한다.

다 끝난 후에는 쿨다운 과정으로 5~10분쯤 스트레칭을 한다. 근력운동 후 유산소운동은 옵션인데, 이걸 또 이런저런 이유로 복잡하게 따지는 사람들이 많다. 그건 뒤에 다룬다.

2단계 – 중상급자나 상급자 운동 미리보기

이 책은 초보자를 대상으로 했지만 이후에는 어떤 식으로 운동해야 할지 맛보기를 해보자. 온라인상에 넘쳐나는 수많은 운동정보 중 어떤 것이 초보자용이고 어떤 것은 아닌지 알기 위해서라도 양쪽의 차이를 알아두는 게 좋다.

내가 중급자일까?

초보 때는 웬만큼 엉터리로 운동해도 힘도 세지고 근육도 커진다. 이 때는 제대로 운동하느냐보다는 얼마나 부지런한지, 타고난 유전자가 얼마나 좋은지가 결정한다. 결과에서 별 차이가 없다보니 허튼 자신감만 충만해지기 십상이다.

이 '초보자 효과'가 끝나는 순간에 바로 현타가 온다. 주식시장의 격언 중에 '수영장에 물이 가득할 때는 누가 벌거벗고 있는지 볼 수 없다'는 말이 있다. 경기가 좋을 때는 개나 소나 돈을 벌지만 물이 빠지기 시작하면, 즉 경기가 나빠지면 기반이 부실한 업체들이 비로소 실체가 드러난다는 의미다.

운동도 발달이 더뎌지는 중급자가 되면 엉터리 방법은 밑바닥을 드러내기 시작한다. 제대로 운동한 사람과 아닌 사람이 갈라지기 시작한다. 이때부터는 고강도로 밀어붙이는 운동과, 몸을 살살 달래주는 저강도 운동을 섞어서 한다. 운동 방법을 다양하게 하려니 어디 책 한구석에 나옴직한 종목도 해보고, 프로그램도 복잡해지고, 드롭세트니 슈퍼세트니 피라미드 세트니 강제반복이니 하는 잡다한 테크닉들도 총동원된다. 그래도 이때는 노력만 하면 변화가 보이니 좀 할 만한 때다.

상급자는 뭐가 다를까?

한 단계 더 나아가 운동 경력을 2~3년 이상 넘기면 내 몸이 나아지고는 있는지 아리까리한 단계가 된다. '제대로만 훈련했다면' 이 정도면 타고난 생물학적 한계치에서 90%쯤은 달성한다.

필자도 운동 시작하고 2~3년 무렵이었을 때와 경력 30년이 가까워진 지금을 비교해 보면 기술과 지식은 늘었지만 몸이 엄청나게 달라지지는 않았다. 중량도 20대 때 비약적으로 높아졌고, 50대가 된 지금은 더 떨어지지나 말라는 소심한 목표만 남았다.

이때는 모든 영역이 한계에 가까워졌다 보니 이것저것 다 좋아지기는 쉽지 않다. 체지방을 줄이려고 다이어트 하니 근육이 줄고, 근육 키우기에만 몰두하니 체지방이 끼어 뚱뚱해지기 십상이다. 힘 위주로 운동하다가 근육이 빠지기도 한다. 계획 잘못 잡으면 제자리만 오가는 왕짜증 상황이 오기도 쉽다.

한 번에 이것저것 다 이루려다가는 양방으로 얻어맞기 십상이니 한쪽에서 2보 전진, 나머지에서 1보 후퇴를 해야 한다. **근육을 키우는 시기, 힘을 기르는 시기, 체지방을 관리하는 시기 등을 3~4개월 단위로 나누어 집중 관리하곤 한다.** 약간의 체지방 증가를 감수하고 몇 달간 몸을 확 늘렸다가 다시 줄이는 벌크업-커팅 방식을 쓰는 것도 이 무렵이다.

몇몇 초보자들이 이게 상급자들의 위기 탈출법인지 모르고 따라하다가 근육돼지 대신 그냥 돼지가 되거나, 있는 근육도 홀딱 말아먹는 경우가 많은데, 모든 방식은 해야 할 단계가 따로 있다.

다른 운동이 메인인데 헬스장 운동을 어떻게 하죠?

복싱 같은 격투기나 수영, 마라톤이나 사이클, 골프나 축구 등등 주 종목이 있는 사람도 근육을 기르려고 헬스장 운동을 보조로 할 수 있다. 요즘 말로 본캐, 부캐쯤 되겠다. 당장 필자만 해도 처음에는 조정을 메인으로, 바벨운동을 보조로 시작한 케이스인데, 지금은 부캐가 본캐가 되어버렸다.

어쨌든, 격투기나 수영 같은 실내운동은 대개 주중에, 구기나 사이클, 마라톤 등은 주말에 즐기는 사람이 많은데, 그럼 헬스장에 어느 때 가서 어떻게 운동할까?

이때의 근력운동은 몸매를 만들려는, 혹은 3대 500을 찍으려는 운동과는 다르다. 물론 3대 500 찍고 멀티플레이어 등극하는 걸 말릴 마음은 없지만, 주종목도 아닌 곳에 많은 기운과 시간을 낭비하는 것도 좋은 길은 아니다. 그러니 딱 기본 종목으로만 제한하고, 운동량이나 시간도 줄여서 효율에 올인한다. 아래가 그런 예제다.

평일에 주종목과 근력운동	화/목		월/수/금 본인의 주종목
	스쿼트	6~10회×5세트	
	벤치프레스	6~10회×5세트	
	턱걸이 (랫풀다운)	6~10회×5세트 (턱걸이는 한계치까지)	
	오버헤드 프레스	6~10회×5세트	
	데드리프트	6회×3세트	
평일에 근력운동 + 주말에 주종목	택1	월/수/금 무분할 기구 근력운동 (166쪽)	토 혹은 일 본인의 주종목
		월/화/목/금 2분할 기구 근력운동 (166쪽)	

평일에 주종목 + 주말에 근력운동	월~목 본인의 주종목	금 혹은 토	
		스쿼트	6~10회×5세트
		벤치프레스	6~10회×5세트
		머신로우	6~10회×4세트
		데드리프트	6회×3세트
		복근운동 머신	한계치까지 ×4세트
		일	
		스쿼트 혹은 레그프레스	8~12회×5세트
		런지	좌우 각각 10회×4세트
		턱걸이 (혹은 랫풀다운)	8~12회×5세트 (턱걸이는 한계치까지)
		오버헤드 프레스	8~12회×5세트
		머신 암컬	8~12회×4세트

5강

애증의 유산소운동

어려운 근력운동의 고비를 넘겼으니 이제 그보다는 살짝 친숙한 유산소운동을 살펴보자. 사실 유산소운동은 이걸 공부까지 해야 하나(?) 싶게 만만해 보일 수도 있다. 그런데 깊이 파고들면 근력운동보다도 더 어려운 게 이놈이다.

유산소운동은 산소를 쓰는, 그러니까 적당히 숨이 찬 상태가 장시간 이어지는 운동이다. 근력운동은 세트 사이사이 숨을 고르지만 유산소운동은 그런 타이밍이 없다. 만만한 걷기 정도면 그냥 기분 풀며 할 수 있겠지만, 어디 좀 내놓을 만한 운동을 하려니 숨이 빡빡 차고 고통스럽다.

그런데도 의사 선생님들, 갖은 건강프로그램에서는 죽기 싫으면 유산소운동을 하라고들 하니 환장하겠다. 대체 이 징글징글한 운동을 꼭 하라고 하는 이유가 뭘까?

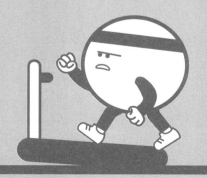

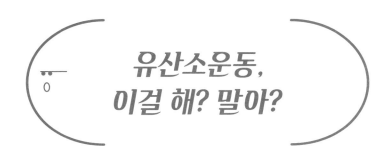

유산소운동,
이걸 해? 말아?

유산소운동의 큰 목적은 결국 두 가지다. 심장, 폐, 혈관 같은 순환기를 단련하는 게 첫 번째다. 흔히 저질체력이라고 하면 여기에 문제가 있는 건데, 자동차로 치면 엔진이 비실비실한 상태다. 자동차와 다르게 사람은 운동을 하면 출력이 커지고 혈압, 혈당도 좋아진다. 의사 선생님께 '운동 안 하면 조만간 염라대왕 영접함'이라는 말을 들으면 걷기부터 시작하는 것도 그 때문이다.

하지만 머릿수를 따지면 '체지방 태우기', 쉽게 말해 살빼기가 목적인 사람이 더 많다. 어느 운동을 하든 에너지를 평소보다 더 태우지만, 시간당으로 보면 유산소운동이 확실히 빨리 태운다. 대신 힘이 세어지거나 몸의 라인을 만드는 데는 유산소운동만으로는 역부족이다. 그러니 결국 근력운동과 짝을 지을 수밖에 없다.

힘든 유산소운동, 안 할 방법 없을까?

유산소운동을 싫어하는 사람들은 유산소운동을 하면 근육 손실이 생긴다(?)며 이유를 대곤 한다. 한편에는 지방이 더 잘 탄다(?)며 걷기 같은 덜 힘든 유산소운동만 주구장창 매달리는 부류도 있다. '숨 빡빡 찬 건 싫다!'는 면에서 둘 다 도긴개긴이다.

유산소운동을 할지 안 할지 고민하는 사람이 있다면 답은 분명하다. 어디 가서 운동했다고 명함 내밀고 싶다면 핑계 대지 말고 그냥 해라. 명색이 운동했다는 사람이 10분 빡세게 달리는 정도도 못한다면 쪽팔린 일이다. 방송, 유튜브에 나오는 멋진 특수부대원들도 그 근육으로 5km를 20분 이내에 달린다. 그네들 앞에서 근손실 어쩌고 떠들다간 싸대기 맞는다. 특수부대원 수준까지는 바라지도 않는다. 2~3킬로 달리기도 못 하면서 근육만 붙여 겉모양만 몸짱마냥 꾸미는 것도 구차해 보인다.

유산소운동만큼 기초체력에 바로 도움이 되는 운동은 없다. 근육이 중요한 건 중요한 거고, 기초체력도 중요하다. 당신은 근육 크기에 생계를 올인한 보디빌더가 아니다. 일반인이라면 근육과 체력은 선택이 아니고 둘 다 필수다. 근육이 건물이면 유산소운동은 도로, 전기 같은 기간시설 공사다. 근손실 날까봐 유산소운동 안 한다는 건 도로도 없이 건물만 지어서 사진빨만 근사한 도시 만들겠다는 심산이다.

그래도 근손실이 정말 생기는지는 궁금하다고? 몸에 무리 갈 정도로 과하지만 않으면 근육과 유산소운동은 별 상관없다. 근손실

핑계는 하기 싫어서이거나 잘못 알아서일 뿐이다.

당장 뚱뚱해서 살을 빼는 게 과제면 빠른 걷기 수준의 유산소운동을 30~40분 하면 된다. 체중 줄이기보다 근육 만드는 게 더 중요하다면 운동선수나 특수부대원 뛰듯이 20분 이내로 달리기 수준의 유산소운동을 하면 된다. 가만, 그런데 걷기 수준과 달리기 수준을 어떻게 잡아야 하냐고?

심박수는 내가 저질체력인지 안다

근력운동은 강도의 기준이 분명하다. 몇 kg으로 몇 번 들었는지만 알면 된다. 반면 유산소운동은 이름 그대로 산소를 얼마나 태우느냐가 관건인데, 실험실이라도 가지 않는 한 알 방법이 없다.

다행히 심장이 분당 몇 번 뛰는지로 강도를 어림할 수는 있다. 보통 사람은 안정시에 심장이 분당 60~70번쯤 뛰는데, 빡센 운동을 하면 빨라진다. 심박수는 젊을수록 높고, 뚱뚱해도 높아진다. 체중이 많이 나가는 만큼 에너지를 많이 쓰기 때문인데, 아주 뚱뚱한 사람은 평상시에도 분당 80회 이상이고, 걷기만 좀 오래 해도 심장이 요동을 친다. 반대로 운동을 아주 많이 한 사람은 분당 40~50번 느리게 뛰기도 한다. (몸에 문제가 있어서 느려지기도 하니까 느리다고 무조건 좋은 것도 아니다.)

25살을 기준으로 심박수는 다음에 나오는 표 정도의 범위다. 심박수가 비슷하면 대충 비슷한 강도의 운동으로 봐도 큰 무리는 없다. 나이가 더 많다면 높은 심장박동을 감당하기가 점점 어려워지니 대충 2년마다 1씩 빼준다. 예를 들어, 35살이면 5씩을 빼면 된다.

강도	분당 심박수	운동 수준 (초보 일반인 기준)
일상 활동	95~115회	평상시 걷기, 가사노동 등
저강도 옆 사람과 수다는 떨 수 있다	115~135회	5~6km/h 걷기
중간 강도 숨이 가빠서 말이 꼬인다	135~155회	6~7km/h 빠른 걷기, 8km/h 느린 달리기
고강도 지금 말을 어떻게 하냐	155~175회	10km/h 이상 달리기
최대강도 숨 넘어가 죽을 것 같다	175회~	고강도 인터벌 트레이닝 전력달리기

여기서 운동 수준은 건강한 일반인 기준이다. 이것보다 왠지 심하게 힘들다면 그러니까, 시속 6km의 빠른 걷기만 30분 했는데 달리기한 사람마냥 할딱거려 말을 잇기 힘들다면 저질체력 인증이다. 반성문 쓰고 당장 빡세게 운동해야 한다.

　운동하며 심박수를 어떻게 재냐 싶지만 요즘 많은 피트니스 밴드나 스마트 워치는 심박수나 GPS속도측정 기능이 있다. 스마트폰에도 심박센서가 달린 것들이 있고, GPS로 속도나 고도 측정, 지도까지 나온다. 트레드밀도 속도는 기본이고 손가락을 대면 심박수 측정이 되는 제품이 많다. '제대로만 측정한다면' 얼마나 빡세게 운동하는지, 얼마만큼 열량을 썼는지 대충 견적이 나온다.

GPS야 틀릴 일이 거의 없으니 문제는 심박수의 정확도인데, '통계로는' 90% 이상의 확률로 정확하단다. 문제는 이 정확도가 일정하지는 않아서, 걷기 정도 가벼운 운동을 할 때나 손을 별로 움직이지 않을 때는 잘 맞는다. 문제는 빡센 운동을 하거나 팔을 격하게 움직이면 정확도가 떨어진다. 아니, 심박수를 빡세게 운동할 때 보려는 거지, 운동 안 할 때 정확해서 뭐에 쓰나? 어쨌든 손목에 꽉 끼게 차면 그나마 정확도가 나아진다.

운동강도와 무관하게 심박수를 정확하게 알고 싶다면 가슴띠로 된 심박계가 있으니 그걸 쓰자.

LISS vs 인터별 방식

운동 강도는 알았으니 어떻게 하는지 알아보자. 유산소 운동은 숨이 찬 상태를 지속하는 게 관건이니 방법은 두 가지다.

하나는 적당히 숨찬 상태로 지속적으로 운동하는 LISS(Low Intensity Steady State) 방식이다. 빠른 걷기든 느린 달리기든 '할 만한' 운동을 택해 시작부터 끝까지 쉬지 않고 운동한다. 초보자라면 30~40분 정도가 딱 좋다. 익숙해지면 시간을 늘리지 말고 강도를 높여라. 걸었다면 살살 달려보고, 살살 달리는 게 익숙해지면 시간을 줄이면서 속도를 올린다. 마라톤이나 사이클 동호인이라도 될 게 아니면 너무 긴 시간 투자할 필요는 없다. 일반인에게 추천하는 시간은 최소 20분, 아무리 길어도 50분이다.

이 방식의 장점은 지구력 단련에 좋고, 비교적 안전하다. 뚱뚱해도, 나이가 많아도 운동 강도만 낮추면 할 수 있다. 주당 5~6일의 한도 내에서는 매일 할 수도 있다. 단점은 말할 것도 없이 지루하다는 점이고, 시간 투자 대비 효율도 낮다.

또 하나는 인터벌(Interval Training) 방식이다. 숨이 탁탁 막히도록 쎄게 운동하고 잠깐씩 쉰다. 그렇다고 숨이 완전히 정상으로 돌아올 만큼 늘어지게 쉬면 안 된다.

초보자라면 총 20~30분간, 1~2분 간격으로 뛰고 걷기를 반복하면 기본적인 인터벌 운동이 된다. 익숙해지면 뛰는 시간의 비중을 조금씩 늘려간다. 지구력보다 스피드를 원한다면 20~40초 동안 전력으로 뛰고 1분 정도 걷기를 번갈아 실시한다. 자전거나 로잉머신 같은 다른 운동도 비슷하게 구성하면 된다.

인터벌 방식은 단시간에 많은 에너지를 태울 수 있고, 기초 체력에도 좋은 게 장점이다. 그래서 LISS방식에서 더 빡세게 하고 싶을 때 인터벌을 병행하기도 한다.

당연히 단점도 있다. 뚱뚱하거나 관절에 문제가 있다면 해선 안 된다. 관절 망가뜨리고 싶지 않으면 정상 체중 언저리까지 빼는 게 먼저다. 일단 하고 나면 하루나 이틀 이상은 쉬어야 하니까 주당 2~3회 정도가 한계라는 것도 알아두자.

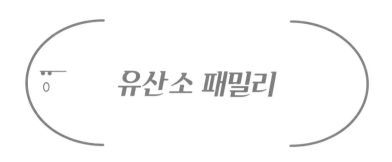

유산소 패밀리

그럼 유산소운동에 구체적으로 어떤 놈들이 있는지 알아보자. 유산소운동은 워낙 종류가 많아 모두를 적을 수는 없다. 일단은 사회인이 가장 접근하기 쉬운 운동을 골랐지만, 계속 움직이며 숨이 찬 운동이면 이것 말고도 다 된다.

유산소운동에는 다리든 팔이든 어디든 써도 되지만 많은 부위를 쓸수록 숨도 더 많이 차고 효율적인 운동이 된다. 요즘은 로잉머신이나 배틀로프, 스텝밀 같은 새로운 유산소 운동까지 메뉴가 점점 많아진다. 아, 혹시 둘이 하는 그것(?)을 상상하셨다면 맞다. 그것도 따지고 보면 유산소운동이다.

걷기와 달리기
유산소운동의 터줏대감이다. 요즘은 짧은 고강도 운동이 핫해지면서 '30분 걸으면 된다'는 식의 운동법은 퇴물 취급받지만, 그래도 뚱뚱하거나 나이가 많고 체력이 떨어지는 사람에게 걷기는 여전히 제일 쉽고 만만한 옵션이다. 다칠 위험도 적고, 돈도 안 든다. 사실 걷기는 운동에 갖다 붙이기보다는 출퇴근길에, 일상에 짬짬이 하는 활동으로 하는 게 낫다.

단점은 말할 것도 없이 '낮은 효율'이다. 체중 50kg 여성이 보통 속도인 시속 4~5km로 한 시간을 걸어도 밥 한 공기도 못 태우니까 시간 투자 생각하면 처참한 수준이다. 지방을 태우는 비율이 높아서 좋다는 이야기를 아직 앵무새처럼 떠드는 사람들이 있는데, 한 귀로 흘려라. 힘든 운동이라면 진절머리치는 방콕족들을 걷게라도 하려고 쌍팔년도에 내세웠던 떡밥인데, 멀쩡히 달리기 잘 하던 사람까지 걷게 만드는 치명적인 부작용(?)으로 이젠 용도폐기 상태다. 힘들수록 에너지가 많이 타고 살도 더 빠지는 건 불변의 진리다.

물론 안 하는 것보다는 백 배 낫다. 몸무게에 비례해 에너지를 쓰니까 고도비만인은 걷기만 해도 마른 사람이 달리는 수준의 운동이 된다. 혈당, 혈압 같은 건강 지표에도 도움이 되고, 우울증도 개선하는 등 '열량소모 외의 이득'도 많다. 그러니 많이 걷는 것 자체는 굉장히 좋다. 다만 굳이 운동이라는 이름으로 하기보다는 일상에서 걸을 기회를 최대한 내는 게 우선이다. 자차 몰고 헬스장 가서 트레드밀에서 걷고 돌아오는 거, 이거 뭔가 좀 이상하지 않나?

그래도 걷기를 운동으로 하고 싶다면 주 5~6일, 매일 30~50분 정도, 다리 길이가 허락하는 한 최대한 빠르게 걷는다. 그 이상은 필요 없다. 살빼기는 식사 조절하고, 평소에 많이 움직여서 해결하는 거지 시간 처발라 운동만으로 해결하려다간 골병든다.

어떤 사람은 팔을 ㄴ자로 굽히고 걷는 것에 쓸데없이 목숨을 걸기도 한다. 그런데 굼벵이처럼 걸으며 팔만 굽히면 파워(?)워킹이 되는 게 아니다. 팔을 굽히라는 이유는 다리를 빠르게 움직이려면 팔을 짧게 휘두르는 게 유리해서다. 어디서는 팔의 살이 빠진다느니(?) 하는데 뻘소리다. 빨리 걷는 게 관건이지 팔을 굽히냐 마냐는 내 편한 대로 하면 된다. 꽁지 빠지게 빨리 걷기나 해라.

보통 체중이고, 관절에도 문제가 없다면 걷기보다는 시속 7km 정도의 아주 느린 달리기로 시작하자. 겁나 빠르게 걷기보다 겁나 느리게 뛰는 편이 에너지도 더 쓰고, 하체도 단련하고, 심장도 더 많이 뛴다.

체중을 늘리려는 마른 사람이라면 시속 8~10km 이상으로 빠르게 달리자. 오래 못 달려도 상관없다. 3분 간격으로 한 번씩 숨 넘어가게 달리고 나머지는 숨을 고르며 걷는다. 대신 뛰는 시간을 조금씩 늘려 간다. 총 시간은 20~30분 이내, 주당 3~4회면 충분하다. 살 빼는 목적이 아니라 기초체력 단련이다.

한편, 트레드밀을 쓴다면 절대로(!!) 옆의 가이드(손잡이)를 잡지 말자. 그건 비상시에 잡는 용도다. 거기에 체중을 싣는 만큼 운동효과도 줄어든다.

계단과 경사지 운동

걷기는 효과가 적어서 마뜩찮고, 달리기는 할 곳이 없고, 트레드밀도 없다면? 거추장스러운 빨래걸이나 되는 트레드밀을 대신할 좋은 대안이 계단이다. 고층아파트에 살거나 직장이 고층빌딩이면 바로 옆에 운동기구를 둔 셈이다. 출퇴근길에 지하철역이나 지하도가 있어도 좋다. 계단을 쉼 없이 걸어서 오르는 건 느린 달리기와 비슷한 효과를 낸다. 무릎에 문제가 없고, 심한 비만만 아니라면 대부분이 할 수 있다.

단, 자세는 정확해야 한다. 지치면 자기도 모르게 몸을 앞으로 기울이게 되는데, 이거 무릎 깨지는 지름길이다. 허벅지 뒤쪽과 엉덩이를 안 쓰게 되어 운동 효과도 나빠진다. 몸은 세우고, 다리를 뒤로 밀어낸다는 느낌으로 올라간다. 허벅지 뒤쪽과 엉덩이에 힘이 들어가야 무릎보다 고관절을 많이 쓰게 된다. 고관절은 무릎보다 훨씬 강하다. 명심하자. 허벅지 앞쪽에 힘이 치우치는 만큼 무릎 깨진다.

여러 단을 한 번에 올라가지 말고 좁은 보폭으로 한 계단씩 최대한 빠르게 디디며 올라가라. 유명한 운동법 중에 볼라드 인터벌 방식이라는 게 있다. 10~20초의 전력달리기를 하루 두세 번 하는 것만으로도 체력이나 건강상 이점이 생긴다는 거다.

주변에 계단이 없다고? 7할이 산지인 대한민국이니 설마하니 가파른 경사길 하나쯤은 있을 거다. 빠르게 걷거나 뛰어오르고, 무릎에 부담 없게 천천히 걸어 내려온다. 이것도 빠른 달리기와 비슷한 강도다.

여담으로 대한민국에서 가장 깊은 역은 지면에서 약 64미터(대략 20~25층?) 깊이의 부산 만덕역이라고 하는데, 너무 깊어서 엘리베이터로 운행하고 비상시 외엔 계단을 쓰지 않는다 하니 괜히 지하철역 계단 깨기 갔다가 망신 당하는 일이 없기를 바란다.

수영

수영은 많은 열량을 소모하는 점에서 살을 빼는 데 아주 좋은 운동이다. 특히 체중 때문에 생기는 관절 부담이 없어 고도비만인이나 고령자에게는 1순위 종목이다. 단, 심한 허리디스크가 있다면 평영이나 접영은 허리에는 무리가 되니 주의하자.

그런데 수영으로 제대로 운동이 되려면 운동량 관리의 팁이 필요하다. 수영은 처음엔 강습이 필수인데, 50여 분의 강습 중 순서를 기다리며 빈둥대는 시간이 태반이다. 이때 같은 반원들 몸매 구경하며 멍때리고 있으면 망하는 거다. 물속에서는 제자리에서 콩콩 뛰고 팔을 휘젓는 동작도 물의 저항 때문에 제법 운동이 된다. 아쿠아로빅이라는 운동이 괜히 나온 게 아니다. 내 순서 아니라고 멍때리고 있지 말고 손이든 발이든 열나게 움직이자.

대부분의 수영장에는 강습용 레인이 있고, 강습이 없는 사람들이 자유롭게 수영할 수 있게 레인 한두 개를 비워놓기도 한다. 진심으로 운동을 하고 싶다면 강습 후 30분 남짓 발차기나 혼자서도 가능한 수준의 자유 수영 정도는 하고 끝내는 성의를 보이자.

자전거

자전거는 실내 자전거가 있고, 야외에서 타는 자전거가 있는데, 둘 다 비만인에게 유용한 운동이다. 체중 대부분은 안장에 싣고 다리만 움직이니 몸이 가볍든 무겁든 이론적으로 무릎에 실리는 부담은 거기서 거기다. 그러니 몸무게 압박 때문에 달리기가 부담스러운 사람도 자전거는 탈 수 있다. 다만 안장 높이를 내 키와 다리 길이에 맞춰 충분히 높이고, 바른 자세로 타야 한다.

이 책은 헬스장 운동을 다루고 있으니 실내자전거로 범위를 좁혀보자. (일단 교통사고 걱정이 없고) 순간순간 세게 달리다가 느리게 달리기로 바꿀 수 있는 게 제일 큰 장점이다. 당장 트레드밀만 해도 전력달리기가 안 되고, 가속과 감속도 몇 초씩 걸리는데 자전거는 그런 거 없다. 그냥 내가 '시작!' 하고 최고속도로 역주하면 된다. 단, 그 정도가 되려면 너무 싸구려 자전거는 곤란하다.

덕분에 운동과 휴식을 번갈아 실시하는 인터벌 트레이닝에는 딱이다. 즉 자전거는 쓰기에 따라서 여유 있는 천국과 눈앞에 별이 오가는 지옥을 오갈 수 있게 하는 특이한 기구다.

댄스

이건 좀 생뚱맞을지도 모르겠다. 기존 유산소운동이 지루한 사람, 흥을 좋아하는 사람에겐 춤이 딱이다. 초보자에게 30분 달리라고 하면 기절하지만, 30분 춤추기는 웬만한 저질체력도 대충 따라는 한다. 그런데 둘은 운동 강도는 거의 비슷하다!!!

또 하나 장점은 별 도구 없이 집에서도 동영상 하나 켜놓으면 끝이라는 점이다. 필자가 어릴 때만 해도 '사계절 뚜렷한 우리나라 좋은 나라'라고 강제로 외우며 자랐지만, 까놓고 우리나라 기후는 조상님들이 기획 부동산 사기라도 당하신 수준 아닌가. 봄가을은 미세먼지가 들볶고 여름과 겨울 기온은 위아래 극단을 찍는다. 이런 상황에선 아무리 야외운동 매니아라도 예비용 실내운동이 하나쯤은 있어야 한다.

댄스도 최고의 효과를 보려면 스튜디오에서 단체 강습으로 분위기에 휩쓸려 추는 게 제일이다. 하지만 이런 곳이 없어도 낙담하지 마시라. 그냥 유산소운동이라면 혼자 거실에서 동영상 틀어놓고 막춤을 춘들 무슨 상관이겠나. 잘 배워 놓으면 한 잔 들어갔을 때 경탄의 눈길을 받거나, 운 좋으면 이성을 낚을지도 모른다.

동영상 사이트에서 'Dance workout', 'Zumba', '줌바' 같은 키워드로 찾아보면 여러 동영상이 있으니 눈에 딱 드는 걸 따라 해보자. 복잡하고 어려운 동작이라고 좋은 운동은 아니니 처음엔 따라 하기 쉽고 단순한 동작으로 골라라. 곡 중간에도 길게 쉬지 말고 계속 움직여 숨이 차게 하자.

아참, 단점도 있다. 가장 큰 문제는 공동주택의 층간소음이다. 두꺼운 매트를 깔고 쿠션 좋은 운동화를 신으면 줄일 수는 있지만, 한계는 있으니 사는 집의 층간소음이 구제불능이라면 포기해야 한다. 다 좋은 게 어딨겠나.

유산소운동은 에너지를 얼마나 소모할까?

아래 표는 유산소운동이라고 나눌 수 있는 종목들의 에너지 소모량 자료다. 사람 몸뚱이가 기계가 아닌지라 당연히 이와는 다를 수 있다. (뭐 사실 같은 기계도 주인 따라 연비는 제각각 아니던가?)

유산소운동별 열량 소모량

운동	속도나 강도	체중별 시간당 열량 소모(kcal)			
		54kg	70kg	80kg	90kg
야외 걷기	시속 3km	120	140	160	185
	시속 4km	180	210	245	280
	시속 5km	195	230	270	310
	시속 6km	300	350	410	470
	가파른 언덕 오르기는 30~50%를 추가 (트레드밀에서는 각도를 2~3단계 이상 높여야 함)				
달리기	시속 8km	450	560	650	750
	시속 10km	550	680	800	920
	시속 12km	700	850	1000	1,150
	시속 14km	810	980	1,120	1,300
	시속 16km 이상	920	1,100	1,280	1,450
계단 오르기	빠른 걸음	500	650	740	830
	뛰어오르기	850	1,100	1,260	1,420
등산	오르막(10kg 배낭)	450	530	620	700
	야외 하이킹	370	420	480	560
	내리막	180	220	250	280
야외 자전거	시속 16km 미만	200	280	330	370
	시속 20km	450	550	650	740
	시속 30km	700	840	960	1,120

고정 자전거	최대 심박수 60%~	300	370	440	510
	최대 심박수 70%~	400	480	550	630
	최대 심박수 80%~	600	730	840	950
스피닝	가벼운 동작	270	350	400	450
	최고강도 동작	620	800	920	1,040
수영	천천히 물 지치기	340	420	480	540
	자유형, 평영	550	700	810	930
	배영	400	470	560	640
	아쿠아로빅	220	270	320	370
로잉 머신	느린 속도	480	610	720	870
	빠른 속도	710	844	980	1,110
줄넘기 (연속)	분당 80~100회	490	640	740	830
	분당 100~120회	660	830	960	1,070
댄스	발레 등 느린 템포	280	360	420	470
	줌바 등 중간 템포	400	530	610	690
	줌바 등 빠른 템포	530	690	790	890
에어 바이크	최대 심박수 50%~	200	260	290	340
	최대 심박수 60%~	330	430	500	560
	최대 심박수 70%~	480	620	710	800
트램폴린	반복적인 점프	200	250	290	330
	묘기 동작	250	330	370	420
농구	가벼운 연습	400	480	550	610
	경기	530	590	670	760

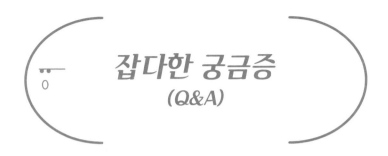

잡다한 궁금증
(Q&A)

근력운동 직후엔 왜 더 근육질처럼 보일까?

'펌핑'이라는 현상이다. 근육을 연거푸 움직이면 근육 내에 물이 차면서 잠깐 커진다. 게다가 헬스장 조명은 근육이 잘 보이도록 스포트라이트를 놓는 데다 큰 거울 앞에 서면 더 근육질로 보인다. 사람들이 근육 셀카를 꼭 헬스장에서, 그것도 운동 직후에 찍는 이유다.

당연히 몇 시간 지나면 물이 빠지고 근육 뽕도 죽는다. 이런 펌핑은 가볍게 여러 번 움직이는 편이 무겁게 적은 횟수로 운동한 때보다 더 잘 일어난다. 이걸 근육이 생기는 걸로 착각해서 펌핑 잘 되는 운동이 좋은 운동이라고 착각하기도 하는데, 그냥 일장춘몽이라 생각하고 원칙대로 운동해라.

근육통을 어찌할까?

등산이나 어쩌다 끌려나간 체육대회 후에 지독한 근육통에 시달려 본 경험 정도는 다들 있을 거다. 맘먹고 달리기나 근력운동이라도 시작했다면 말할 것도 없다. 며칠은 근육통에 끙끙대는 게 극히 정상이다.

근육통에 대처하기

이런 증상은 대개 안 쓰던 근육을 갑자기 써서 욱신거리는 소위 '알 배김'이다. 운동 직후에 알이 배기면 그런가 보다 하는데, 가끔은 다음날까지 멀쩡하다가 하루이틀 지나 뒷북으로 아프기도 한다. 이를 지연성 근육통, 돔스DOMS라고 하는데, 이놈은 좀 악질이라 운 나쁘면 일주일 정도까지 간다.

보통의 근육통이든 돔스든 대개는 쉬면 낫는다. 물을 충분히 마시고, 잠 잘 자고, 식사 잘 하면 된다. 살살 주무르는 정도는 괜찮지만 악 소리 날 정도로 꾹꾹 눌러 마사지하거나 마구 잡아 늘리는 스트레칭은 자칫 더 심하게 할 수 있으니 금물이다. 통증이 너무 심하면 무작정 참지만 말고 병원 처방을 받아 소염제나 근이완제, 진통제를 쓰는 게 낫다.

근육통이 있어야 근육이 자랄까?

이 말이 운동인들 사이에서는 흔히 돈다. 초보자일수록, 평소 안 받던 강한 자극일수록 근육통도 잘 오니 '절반쯤' 사실이다. 다만 근육통이 없다고 근육이 안 자라는 건 아니다. 짬밥이 쌓일수록 근육통은 안 와도 근육은 계속 자란다. 얄궂게도 '버티는 운동', 느린 동작 운동이나 내리막 내려가기 같은, 실제 근육 발달에는 큰 도움 안 되는 동작이 근육통은 더 심하게 온다.

근육통이 허구헌날 온다면 그것도 정상은 아니다. 너무 느린 동작으로 운동했거나, 물이나 염분, 영양섭취 부족 등이 원인이다. 고치지 않으면 근육이 쑥쑥 자라기는 고사하고 몸만 고달프고 제자리일 수도 있다.

근육통이 있을 때 운동을 해야 하나?

결론부터 말하면 **하는 게 낫다.** 운동 자체가 근육통을 약간은 덜어준다. 약간 욱신거리는 정도의 가벼운 근육통이라면 평소 하던 대로 운동해도 된다. 통증이 심하면 중량을 3분의 2로 낮추거나, 그것도 힘들면 가벼운 산책 정도는 해주자. 아프다고 골골대며 방구석에 처박혀 있어도 회복이 잘 안 된다.

가벼운 운동이 살이 잘 빠진다고라?

빡세게 달리기보다 걷기가 지방 연소 비율이 높아 살이 더 잘 빠진다나 어쩐다나 하는, 과학적인 직관에는 안 맞지만 '믿고는 싶은(?)' 이야기를 들어봤을 거다. 사실 이건 1960년대에 등장한 주장인데, 팩트부터 제대로 알아보자. 지금부터는 이 책에서 제일 어려운 내용이 될 것 같다. 중요한 내용이기는 한데, 당장 필요한 건 아니니 건너뛰었다가 나중에 봐도 된다.

우리 몸도 자동차 엔진처럼 연료에 산소를 더해 태워서 에너지를 낸다. 여기서 연료는 탄수화물 아니면 지방인데, 이건 대체로 충분하지만 산소가 문제다. 빡세게 운동할수록 산소가 딸려 숨이 찬 게 그 때문이다. 빡셀수록 산소를 덜 쓰는 연료가 절실한데, 다행히 탄수화물이 그렇다. 그래서 빡셀수록 탄수화물을 많이 쓴다. 문제는 몸에 보관할 수 있는 탄수화물은 굉장히 적어서 아껴 써야 한다는 것.

반대로 운동 강도가 낮으면 숨도 덜 차고, 산소 공급은 차고 남아돈다. 귀한 탄수화물을 절약하려면 이럴 때 지방을 써야 한다. 지방은 어차피 체지방 조직에 거의 무제한으로 보관되어 있지 않나.

자, 여기까지 들으면 강도가 낮은 운동에서 지방의 연소 비율이 높은 건 맞는 것 같다. 그런데 '강도 낮은 운동이 살을 더 빼준다?'로 확대 해석하면 논리가 꼬이기 시작한다.

먼저 비율과 양을 혼동해선 안 된다. 예를 들어 걷기가 시간당 200kcal를 태우는데, 지방 연소 비율이 75%라면 지방이 탄 열량은 150kcal다. 지방 무게로 따지면 대충 17g쯤 되겠다.

달리기는 시간당 500kcal를 태우는데, 여기서 지방 연소 비율이 50%라면 지방이 탄 열량은 250kcal이다. 지방 무게로 따지면 28g 정도다. 결국 달리기 쪽이 타서 없어진 체지방의 '양'은 더 많다.

자, 그런데 현실이 문제다. 1시간 걷기는 장애가 없는 웬만한 사람은 할 수 있지만, 1시간 달리기는 운동 안 한 일반인에겐 미션 임파서블이다. 즉 일반인 초보자에게 걷기를 추천하는 이유는 그만큼의 달리기가 현실적으로 무리라서이지 걷기가 지방을 '더 많이' 태워서가 아니다.

여기서 또 착각하기 쉬운 것 하나. 난 힘든 건 싫고, 시간은 펑펑 남아돈다. 위의 계산에서 달리기가 걷기의 2배 열량을 태웠으니 달리기 1시간 대신 걷기 2시간을 하면 어떨까? 걷기는 지방 연소 비율이 높다고 했으니 결국엔 살도 더 많이 빠지지 않을까?

여기에 답하기 전에, 따져 보니 뭔가 이상하다. 에너지 보존의 법칙이라는 것도 있고, 몸에 보관된 탄수화물과 지방량은 뻔한데 '지방이 많이 탄다'는 게 큰 그림에서 의미가 있을까?

골치 아프겠지만 내 몸의 에너지 재테크 방식을 알아보자. 탄수화물과 지방 모두 몸에겐 '에너지 자산'이다. 이 자산을 둘 곳이 두 군데 있는데, 하나는 탄수화물(글리코겐) 지갑이다. 이 지갑은 즉시 꺼내 쓸 수 있는 대신 상한선이 10만 원밖에 안 된다. 그래서 항상 10만 원을 꽉꽉 채워 급한 쓰임에 대비한다.

또 하나는 지방 계좌다. 상한선도 없고 넣기는 편한데 꺼내 쓰려면 이것저것 조건이 복잡하다. 그래서 내 총 재산이 100만 원이라면 10만 원은 탄수화물 지갑에, 90만 원은 지방계좌에 둔다.

운동을 하면 몸은 필요한 에너지의 일부를 탄수화물 지갑에서, 일부는 지방 계좌에서 빼서 쓴다. 운동 후에는 식사를 한다. 이때 탄수화물도 들어오고 지방도 들어온다. 운동할 때 지방을 많이 태웠다면 탄수화물 지갑은 그대로일 테니 먹은 음식은 지방 계좌로 밀어 넣는다. 반대로 탄수화물 위주로 태웠다면 여기부터 채우고 나머지를 지방으로 보낸다. 즉 지방이 얼마나 타느냐는 하루 전체로는 별 의미가 없다.

애당초 학자들이 지방의 연소 비율을 연구한 건 운동선수들의 기록을 높일 목적이었다. 기록에 목을 매는 마라토너, 사이클 선수들에게 탄수화물과 지방의 연소 비율은 중대한 문제다. 탄수화물을 태울수록 산소를 덜 쓰고 힘이 덜 들기 때문이다. 하지만 마라톤 메달에 목맬 일 없는 일반인에겐 남의 세상 이슈다.

사실 살을 빼고 싶다면 지방이 타네, 탄수화물이 타네 어쩌고 저쩌고 따질 필요 자체가 없다. 체력이 허락하는 한 빡세게 운동하면 끝이다. 본인 몸 상태가 걷기밖에 감당이 안 된다면, 시간이 충분해서 그걸로 때우겠다면 걸으면 된다. 강인한 체력도 기르고 싶고, 운동을 빨리 끝내고 싶다면 그땐 달려라. 그걸로 끝이다.

근육을 만드는 데 며칠이나 걸릴까요?

근육은 운동하는 동안에는 자라기는 고사하고 손상을 입는다. 대신 거기서 회복한 후에는 전보다 아주 조금 크고 강해진다. 그러니까 근육 성장은 운동이 끝나고 쉴 때 일어난다.

이 과정은 하루이틀도 아니고 보통 20일 이상 걸린다. 내가 오늘 '으쌰!' 하고 팔운동한 효과가 팔뚝 근육을 0.00001퍼센트라도 키우는 효과로 돌아오려면 그 정도는 기다려야 한다.

그런데 근력운동을 시작하고 며칠 후 체성분 검사라는 걸 해보면 근육량이 늘었다고 떡 뜬다. '아니, 이건 대체 뭘까? 내 근육은 초단기 속성으로 성장하는 초사이어인 근육일까?'라고 생각했다면 당연히 착각이고, 회복을 위해 근육 내에 물을 더 보유했을 뿐이다. 상처 나면 그 자리가 퉁퉁 붓는 것과 비슷하다. 흔히 쓰는 업소용, 가정용 체성분 검사기는 몸에 수분이 많아지면 근육이 늘었다고 착각하는 고질병이 있다.

명심해라. 체지방 연소는 즉각적으로 일어나지만 근육량 증가는 짜증나게 느리다. 2주 완성 몸짱이니 단기간의 비포애프터 사진 등은 당연히 허튼소리다.

건강검진 앞두고는 근력운동을 하지 말라고요?

근력운동을 막 시작한 사람이 건강검진을 받으면 이상한 현상이 곧잘 나온다. 건강검진 필수 항목에는 AST나 ALT 같은, 소위 간 수치가 있는데, 이게 확 높아지곤 한다. 간 수치라는 게 세포의 손상을 보여주는 수치라서 그렇다. 운동에 적응한 후엔 정상치가 되지만 그래도 운동 직후에는 높게 나오곤 한다. 즉 간 수치만으로는 내 간이 멀쩡한지, 문제가 있는지 알기가 어렵다.

하지만 이건 내 사정이고, 검사 결과를 보는 사람은 '이놈 문제 있네?' 할 수도 있고, 운 나쁘면 재검을 받아야 할 수도 있다. 그러니 취업이나 공무원시험 같은 중요한 건강검진을 앞두고 있다면 근력운동은 며칠 쉬는 게 장땡이다.

아, 그런데 여기서 오해 하나 짚고 넘어가자. 근력운동을 시작하는 사람들은 아무래도 보충제나 닭 가슴살 같은 단백질을 많이 먹게 된다. 공교롭게 이때 간 수치도 높아지다 보니 단백질이 간 수치 상승의 주범이라는 누명을 쓰기도 한다. 결론적으로, 운동 빡세게 하는 사람은 달랑 간 수치만 봐서는 간 건강을 제대로 알기 어렵다.

신장도 마찬가지인데, 신장 상태를 보는 대표적인 수치가 크레아티닌 수치나 사구체 여과율이 있다. 이것도 운동을 많이 하거나 몇몇 운동 보조제 때문에 수치가 엉뚱하게 나올 수 있다. 그러니 운동을 많이 한다면 간이나 신장 기능 검사 전에는 운동을 쉬는 게 좋다. 피치 못하게 운동을 했다면 다른 방식의 검사도 받아보는 게 좋다.

살만 빼면 옛날 몸매가 될까?

이것도 수많은 다이어터들을 똥볼 차게 하고 절망에 빠뜨린 착각 중 하나다. 회사 다니고, 아이 키우며 몸매가 망가진 것 같아 피나는 다이어트로 옛 체중으로 복귀했다. 그런데 몸매는 좋았던 20세 때와는 영 딴판이니 미치고 팔딱 뛸 노릇이다.

다이어트 업체 광고 중에는 그림처럼 뚱뚱한 몸 안에 날씬한 몸짱이 들어 있다는 식으로 말하는 게 많다. 이 그림만 봐선 살만 빼면 짠 하고 몸짱이 될 것 같지 않은가?

그런데 미안하지만 이 그림은 틀렸다. 뚱뚱해진다는 건 체지방만 더 붙는다는 의미가 아니다. 체지방을 빼고 봐도 말랐을 때 체형

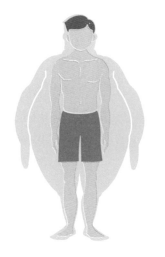
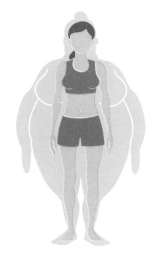

정말 이럴까?

과는 다르다. 그 사이 나이가 들었거나, 뚱뚱해진 채 오래 있었다면
이전의 몸매는 속으로도 바이바이 한 지 오래일 거다.

그럼 날씬했던 과거를 짚어보자. 대충 20대 초반까지는 몸무게
만 정상이면 웬만해선 몸매도 다 좋다. 과자에 치킨과 피자, 탄산음
료, 끔찍하게 단 케익과 마카롱을 달고 살아도 몸무게만 유지하면 몸
매는 심각하게 망가지지는 않는다. 딱히 운동이라는 걸 안 해도 남들
만큼만 움직이면 근육도 대충 중간은 간다.

그런데 시간이 지나 직장인이 되고, 결혼을 한다. 30대 언저리
쯤 되면 대부분이 살찐다. 간과 창자 사이에는 지방이 찼고, 안 쓰는
근육은 탄력이 떨어졌고, 많이 쓰는 몇몇 근육만 비대해졌다. 허리
선은 11자 드럼통이 됐고, 엉덩이는 처졌고, 등발은 근육이 아니라

지방이 흘러내린 모양새가 됐다. 한마디로 속이 바뀌었으니 체지방을 걷어내도 동영상 거꾸로 돌리듯 몸매까지 돌아가지는 않는다. 그동안 세월을 타고 바뀐 버전의 몸이 나올 뿐이다.

이 때 옛날 같은, 구버전 몸으로 돌아가는 길은 하나뿐이다. 이젠 근력운동을 통해 몸매를 의도적으로 '조각'해야 한다. 옛날엔 안 해도 됐다고 투덜대지 마라. 그땐 젊었고, 망가지기 전 상태였으니까 그랬던 거다. 지금의 당신은 일부러 관리하지 않으면 절대 전처럼 돌아갈 수 없다.

운동하는 부위의 지방이 탄다고?

나름 연혁이 깊고 그럴싸하게 들리는 속설이다. 뱃살을 빼려고 복근운동을 하고, 팔을 가늘게 한다고 팔운동을 하는(???) 사람들이 정말로 뼛속까지 믿고 싶어 하는 이야기인데, 사실이 아니다. 체지방은 운동하는 부위에서 녹아 나와 타는 게 아니라 전신에서 타고 전신에서 찐다.

몸은 에너지가 필요하면 전신의 체지방 세포에 '당장 지방을 토해 내!!!'라고 명령서를 하달한다. 그럼 체지방 세포는 갖고 있던 지방의 일부를 혈관으로 토해 내고, 한창 바쁜 근육은 혈관에서 지방을 가져다 쓴다.

그런데 이렇게 체지방을 내놓는 속도는 체지방마다 조금씩 다르다. 보통 내장지방은 시키는 대로 잘 토해 내고, 피하지방은 찔끔

찔끔 내놓는다. 피하지방 중에도 엉덩이나 허벅지 주변, 혹은 뒷구리처럼 피부와 가까운 체지방은 체지방을 끌어안고 있으려는 놀부 심보가 대체로 강하다. 물론 사람에 따라 살이 유독 잘 붙거나 빠지는 곳은 있는데, 타고난 팔자니 유전자 신을 원망해라.

특정 부위의 체지방만 수술 없이 선택적으로 뺄 수 있느냐 아니냐는 워낙 핫한 주제라 수많은 학자들이 매달려 연구하는 중인데, 정말로 가능해진다면 노벨상까지는 아니어도 꽤 근사한 학술상 하나 정도는 따 놓은 당상일 것 같다.

6강

무얼 얼마나 먹을까?

몸 만들기는 따지고 보면 결국 '근육과 체력 기르기'
와 '체지방 관리' 이 둘이다. 이 중 앞의 것은 운동에
서 7할이 결정나고, 체지방 문제는 식사에서 7할은 결
판이 난다.

운동은 '맨땅에 헤딩'이라며 마구잡이로 해도 부지런
하기만 하면 웬만큼 결과가 나온다. 효율이 떨어지거
나 부상을 입는 등등 부수적인 문제는 있을지언정 어
쨌든 안 하는 것보다는 대체로 낫다. 하는 만큼 주는
정직한 친구다.

그에 비해 식단은 쉽지 않다. 마구잡이로 할 수도 없
고, 잘못하면 역주행할 수도 있다. 돈이 얽혀 있다 보
니 갖은 속설에 허황된 광고가 널린 지뢰밭이라 이
바닥의 정보는 사기 전과 10범과 거래하는 심정으로
일단 의심부터 해야 한다. 이 지뢰밭에서 전사하지 않
기 위해 최소한의 생존 지식이라도 알고 시작해 보자.

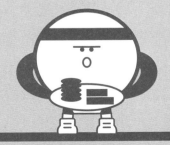

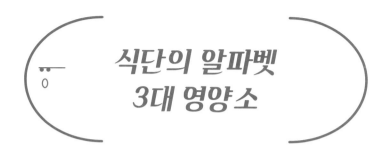

식단의 알파벳 3대 영양소

이 책에선 이론 설명은 웬만해서는 안 하려고 했지만 영양소에서 알파벳 격인 탄수화물과 단백질과 지방, 그러니까 이 바닥 용어로 '탄단지'만은 말하지 않고는 못 넘어가겠다. 이미 잘 알고 있다면 여기는 그냥 넘겨도 된다.

근육의 원료, 단백질

탄단지라고 해 놓고 왜 단백질이 먼저 나왔냐고 따진다면 소위 '헬창'들이 눈만 뜨면 생각하는 게 단백질이라 그렇다. 단백질이 근육을 이루는 재료니까 당연하겠다. 몸무게의 60~70%가 수분인데, 나머지 대부분은 단백질 아니면 체지방이다. 당장 정육점에서 비계 떼어낸 살코기를 사도 70% 남짓이 수분, 20~25%가 단백질이다. 한마디로 인체는 '단백질로 만든 물주머니'다.

그런데 실컷 떠들어놓고 이제와 실토하자면, 이 표현은 이젠 틀렸다. 현대인 태반은 단백질보다 지방이 더 많다. 노골적으로 말하자면, 살코기는 거기서 거기인데 비계가 붙어서 그렇다. 여성 대부분이 그렇고, 뚱뚱한 남성도 이 부류에 속할 공산이 크다.

단백질은 근육을 기르는 기본 원료다 보니 헬창 대부분은 무언가를 입에 넣을 때마다 '방금 단백질 ○○그램 먹었음'부터 암산할 만큼 목숨을 건다. 뒤에 나오겠지만 근육을 최대한 빠르게 만들려면 하루에 끼니당 단백질 할당량이 있다. 대신 단백질은 에너지로는 잘 쓰이지 않는다. 궁할 때나 에너지로 쓰는데, g당 4kcal를 낸다.

질 좋은 단백질을 얻을 수 있는 음식은 육류 살코기, 생선, 우유단백질(유청단백질, 카제인), 달걀 같은 동물성 음식이 있다. 콩이나 곡류에 든 채식 단백질은 질이 좀 떨어지지만 동물성 단백질이 섭취량의 절반 이상을 채우고 있다면 걱정할 건 없다. 다만 채식'만' 한다면 신경 쓸 게 많다. 채식 중에는 콩과 쌀의 단백질이 궁합이 잘 맞는 편이니 이 둘이라도 충분히 챙겨 먹자.

단백질은 신경 써서 먹어도 할당량 채우기가 쉽지 않다 보니 식품에서 단백질만 뽑아낸 보충제를 먹기도 한다. 일부에선 단백질 보충제를 '근육 만드는 약'이라며 터무니없는 오해도 하는데, 닭 가슴살, 달걀 흰자 먹는 거나 다르지 않다.

보충제 원료로는 우유에서 추출한 유청단백질이 고급이면서 제일 많이 쓰인다. 그 외에 카제인, MPI(분리유단백질), 달걀흰자 단백질 등등이 대표적이다. 채식 단백질 보충제도 있는데, 콩(대두)단백질이나 완두단백질, 현미단백질 등등이다. 콩단백질은 단백질 원료 중 제일 싼 편이라 저가 보충제에 많이 쓰인다. 콩단백질이 딱히 나쁜 건 아니지만 싼 건 싼 것이니 엄청난 고급 성분인 양 속아서 사지는 마라.

사실 단백질 보충제가 헬창들만 먹는 별난 무언가는 아니다. 요즘은 유제품, 두유 같은 음료나 영양바 같은 이런저런 가공식품에 단백질 함량을 높이려고 흔히 첨가한다. 역시나 싼 대두단백질이 많이 쓰이는데, '고단백' 딱지가 라벨에 붙었다면 아마도 원료 목록에 위에 말한 보충제 성분이 어딘가에 있을 거다.

1순위 연료, 탄수화물

탄수화물(당분)은 힘을 낼 때 1차로 우선 쓰는 연료다. 탄수화물을 태우면 1g당 4kcal를 내는데, 남는 탄수화물은 글리코겐이라는 형태로 근육과 간에 저장도 한다. 그러고도 남으면 체지방으로 바뀌기도 하지만 몸에서 탄수화물은 '있는 족족 우선 다 쓰자'가 모토이다 보니 체지방까지 직접 가는 양은 적다. 대신 그만큼 몸에 있던 체지방은 덜 탄다는 말이니까 어차피 많이 먹으면 살찌기는 매한가지다.

탄수화물이 많은 식품으로는 곡류, 감자나 고구마, 과일이나 단호박 같은 과채류 등이 있다. 대부분이 식물성이다. 식물성은 무조건 건강하다고 오해하는 경우도 있지만 설탕, 각종 시럽, 말토덱스

트린 같은, 요즘 배터지게 욕 먹는 가공 탄수화물도 다 식물성이다.

탄수화물은 종류가 다양한데, 분자 크기에서 일단 갈린다. 분자가 작아서 빨리 소화되는 애들로는 설탕, 시럽 등의 '단순당(Sugars)'이 있다. 단순당은 대개 단맛이 나지만 유당처럼 달지 않은 것도 있다.

그 반대편엔 다당류가 있다. 당 분자 여러 개가 단단하게 결합해 있는 덩어리인데, 이 분자들을 쪼개야 흡수되니 소화가 더딜 수밖에 없다. 곡류나 감자 같은, 단맛 안 나는 식물성 재료에 많다. 섬유소도 따져보면 다당류 탄수화물이지만 소화는 잘 안 된다. 탄수화물은 대개 식물에서 오지만 근육이나 간의 저장 탄수화물인 글리코겐은 동물성 다당류다.

탄수화물을 다루면 꼭 나오는 GI(Glycemic Index)는 다이어트나 건강에 관심이 있다면 들어봤을 거다. 탄수화물이 얼마나 빨리 흡수되어 혈당을 올리는지를 나타내는 수치인데, 원래는 당뇨인들의 혈당 관리용 지수다. GI가 낮을수록 포만감이 오래가는 '경향'이 있어서 다이어트 식품으로 여기기도 한다. 하지만 실제로는 조리 방법이나 같이 먹는 음식에 따라 GI가 들쑥날쑥하고, 찐 감자처럼 GI와 포만감이 모두 높은 음식도 있는지라 맹신하면 뒤통수 맞는다. 그냥 참고만 해라.

저장용 연료, 지방

지방은 몸의 구성 성분이기도 하고, 에너지원이 되기도 한다. 에너지로만 보면 탄수화물보다 느리게 타는 대신 1g당 9kcal나 내는 효율 만점의 연료다. 적은 무게로 많은 열량을 내니 비상시 대비 저장용으로는 딱이다. 먹을 게 넘쳐나는 현대인에게야 체지방이 웬수지만 매년 보릿고개 넘어야 했던 조상님이나 야생동물에게 몸에 저장된 지방, 즉 체지방은 생존이다. 지금이라도 지구에 소행성이 떨어지는 수준의 대재앙이 닥친다면 현대인도 체지방 1g을 더 찌우려고 아귀다툼을 벌일지 모를 일이다.

지방은 육류나 생선, 콩이나 견과류, 씨앗, 버터 같은 유제품에 많지만 살아 있는 생명체라면 조금씩은 다 들어 있다. 이렇게 음식으로 들어온 지방 대부분은 내장이나 피하의 체지방 세포로 들어갔다가 필요한 때 다시 핏속으로 나온다.

체지방 세포로 들어간다는 말에 기겁할지 모르겠지만, 삼겹살 2인분을 먹었는데 그만큼의 돼지기름이 어디 들어가지도 않고 내 핏속을 둥둥 떠다닌다면 그야말로 끔찍한 일이다.

지방은 몸의 구성 성분이다 보니 필요한 때는 몸에서 만들기도 하지만 합성 못 하는 필수지방산도 있다. 그래도 웬만한 음식에는 지방이 많든 적든 다 들어 있어서 '난 지방 1g도 안 먹겠음!' 하고 나서지 않는 한 지방이 부족해서 문제되는 일은 거의 없다.

지방산 중 오메가3, 그 중에서도 DHA, EPA 지방산은 혈관 건강 등에 좋다고 따로 챙겨 먹기도 하는데, 이게 필요하냐 아니냐는 똑똑한 학자님들조차 박 터지게 싸우는 중이라 명확한 결론은 없다. 어쨌든 이놈들은 등 푸른 생선이나 물범 같은 해양 포유류에 많이 들었고, 해조류에서 추출하기도 한다. 호두 같은 일부 견과류에도 오메가3가 들었지만 동물성에 비하면 몸에서 잘 쓰지 못한다.

탄수화물이나 지방은 결과적으로는 에너지가 되고, 서로 변신하는 만큼 둘을 합쳐 '에너지 영양소'로 일단 퉁쳐 보자. 이 둘은 연료로 태워지는 게 주 역할이니 얼마나 움직이느냐에 따라 필요한 양이 달라진다. 그럼 알파벳 공부는 끝났으니 이제 이걸 붙여서 단어랑 문장 만드는 공부로 들어가 보자.

수포자도 할 수 있는 영양 계산

그럼 지금부터 식단 계획을 짜보자. 첫 번째로 정할 문제는 얼마만큼의 열량을 먹느냐다. 미안하지만 지금부터는 계산 좀 해야 한다. 싫어도 별 수 없다. 다행히 초등 사칙연산 수준이면 된다.

1단계는 하루에 필요한 총 열량이다. 살이 찔지, 빠질지 가르는 기준도 먹는 열량과 쓰는 열량의 균형이다. 2단계는 그 열량에서 3대 영양소를 어떤 비율로 배분할지 정한다. 3단계는 그 비율을 어느 시간대에, 어떻게 배분해서 먹느냐다.

필요 열량 뽑는 법

한국인의 권장 열량치는 여성 1,800~2,100kcal, 남성 2,000~ 2,700kcal 남짓이다. 하지만 현실에선 활동량이나 체격에 따라 제각각이니 '남들은 저 정도 먹는다'는 걸로만 알아두자. 어쨌든 모든 계산의 시작은 '내 체중이 유지되는 열량'이다. 이 계산법 중에서 제일 쉬운 두 가지를 적어본다.

[방법1] 체중과 활동량 기준

필자가 독자의 하루 필요 열량에 관해 상담받을 때는 보통 체중 kg에 30(활동량이 적은 일반인), 33(중간 활동량의 일반인), 38(활동량이 많은 일반인), 40~42 이상(고된 육체노동을 하는 일반인, 선수급)을 곱해서 어림한다. 예를 들어 체중 75kg에 종일 고된 훈련을 받는 신교대 훈련병이라면 40을 곱해 3,000kcal 이상을 먹어야 한다. 체중 50kg 미만에 종일 컴퓨터 앞에만 앉아 있다면 그 절반인 1,500kcal로도 충분하다.

단, 이 수치는 어림치일 뿐이라는 걸 명심해라. 식단 계획을 시작하려면 어쨌든 기준은 필요하니까 근사값을 냈을 뿐이다. 실전에선 체중이 어떻게 바뀌는지 보면서 늘리거나 줄여야 한다.

[방법2] 실제 식사량 기준

사실 대부분의 사람들은 대충 어느 정도 먹으면 살이 찌는지, 빠지는지 어림하는 감이 있다. 이걸 수치로 만들고 싶다면 일주일만 식사일지를 써보자. 공기만 빼고 입에 들어가는 건 다 적는다. 술과 주스, 과일은 물론 오며가며 집어먹는 과자 한 조각도 빼면 안 된다. 그 모든 식품에서 탄수화물(4kcal/g), 단백질(4kcal/g), 지방(9kcal/g)을 뽑아 합친다.

가만, 그런데 일지는 적는다손 치고 저 영양소를 어떻게 안단 말인감? 잘 짚었다. 일반인이 3대 영양소를 정확히 계산하기는 어렵다. 다행히 요즘은 세상이 좋아져서 스마트폰의 건강관리 앱에서 웬만한 건 다 나온다. 식약처에서 운영하는 식품 영양성분 데이터베이스(https://various.foodsafetykorea.go.kr/nutrient/)에서 검색할 수도 있다. 이 책 계속 두고 보시라고 뒷부분 부록에도 흔히 먹는 메뉴 3백여 가지의 영양 분석표를 첨부해 났다.

그렇게 일주일간 기록하면서 체중을 유지했다면 일일 평균을 내보자. 지금의 몸 상태, 활동량에서 당신의 하루 필요 열량은 그 정도일 거다.

필요 열량도 업데이트가 필요하다?

그런데 저렇게 뽑아낸 열량 목표치를 마르고 닳도록 써선 안 된다. 체중이 달라지면 쓰는 열량도 달라진다. 체중 10%가 빠졌다면 필요 열량도 그만큼 줄어든다. 체중을 늘렸다면 큰 몸을 유지하기 위해 더 먹어야 한다. 70kg이었던 사람이 50kg이 되었다면 그에 맞춰 먹어야지 이전처럼 먹으면 당연히 70kg으로 되돌아간다. 반대도 마찬가지다.

얼마나 줄이거나 늘려 먹을까?

이 책을 열어보는 독자 대부분은 몸무게 유지보다는 늘리거나 줄이려는 생각을 하고 있을 거다. 몸무게를 바꾼다는 건 체지방량이나 근육량 둘 중 하나를 바꾼다는 의미다. 그럼 체지방과 근육은 어떤 때 생기거나 사라질까?

체지방

우리가 고상하게 체지방이라 부르는 '허연 비곗살'은 기름을 잔뜩 머금은 스펀지 같은 조직이다. 기름이 꽉 찬 체지방 1kg 안에는 지방 약 860g(7,700kcal)까지 들어간다. 조직을 현미경으로 보면 물주머니 같은 체지방 세포들이 옹기종기 모여 있는데, 내용물이 줄면 쪼그라들고, 기름이 차면 터질 듯 커진다.

살아 있는 모든 세포는 기본 유지비로 에너지를 쓴다. 뇌나 간, 신장처럼 일 많이 하는 세포는 유지비도 비싸게 먹히지만 체지방은 유지비가 싼 편이라 하루에 kg당 3kcal면 된다. 전신의 조직 모두의 최소 유지비를 합치면 그 유명한 '기초대사량'이 된다.

그럼 지방을 태울 때를 보자. 다이어트를 시작했거나 조난이라도 당해 열량이 궁해져서 1kg의 체지방 돼지 저금통을 깼다면 7,700kcal가 나온다. 100%는 아니지만 대부분의 투자 열량을 회수할 수 있으니 안전 투자처인 예금, 채권과 비슷하다. 그래서 열량이 남으면 즉시 저장하고, 필요하면 막 빼서 쓰다 보니 지방은 늘기도 쉽고, 줄기도 쉽다.

근육

이번엔 근육량을 따져보자. 근육은 몸의 입장에서는 지방보다 투자 가치가 떨어진다. 일단 체지방에는 올 겨울을 살아 넘길지 말지 생존이 걸려 있지만, 근육은 웬만큼 심각하게 줄지 않는 한 당장 사는 데는 큰 지장이 없다.

게다가 체지방은 이미 있는 지방 세포에 남는 지방을 쑤셔 넣으면 끝이지만, 근육은 조직 자체를 새로 만들어야 한다. 지어진 집에 이사를 들어가느냐, 빈 땅에 새 집을 짓느냐의 차이다. 근육 1kg을 만들려면 단백질 200g 이상이 필요하고, 빡세게 운동해야 하며, 8,000kcal 남짓 열량이 공사비로 또 들어간다. 완성된 후에도 근육 1kg이 하루 10kcal 넘는 유지비까지 먹어치운다.

현대인들이야 먹을 게 넘쳐 나니 재료인 단백질과 공사비 열량이 뭐 그리 중요하냐 싶겠지만, 진화 초기의 멀고 먼 조상님들에게 단백질과 열량은 목숨을 걸어야 구하는 재료였다. 기근이나 겨울처럼 상황이 안 좋을 때는 영양 재활용도 생존이 걸린 문제인데 빌어먹을 근육이라는 돼지저금통은 깨 봤자 본전도 못 찾는다. 집을 헌다고 공사비 환불해 주던가? 1kg의 근육을 깨도 단백질 약간에 1,000kcal도 안 되는 에너지가 전부니 건물 철거하고 고철값 몇 푼 건지는 꼴이다. 그러니 꼭 필요한 근육량 이상은 만들 이유가 없다.

이해를 위해 (아주 정확하지는 않지만) 단순한 예시를 들어보겠다. 빡센 다이어트로 에너지가 부족해 몸의 어딘가에서 7,700kcal를 빼야 한다고 치자. 에너지는 지방에서 빼올 수도 있고, 근육에서 빼올 수도 있다. 체지방에서만 빼 썼다면 대충 1kg 빠졌을 테고, 근육을 깼다면 8kg 빠졌을 거다. 그러니까 체지방보다 근육이 빠질 때 체중이 훨씬 빨리 빠진다. 여기서 8배 빨리 뺐다고 좋아한다면 바보 인증이다. 일단 몸매가 망가질 테고, 근육을 잃은 만큼 에너지 소모도 줄어드니 나중엔 조금만 더 먹어도 살이 확 쪄버릴 테니까 말이다.

물론 사람 몸뚱이라는 게 수치대로 딱 맞춰 늘고 주는 건 절대 아니니, 이 계산은 어디까지나 이론적인 추정치일 뿐이다. 어쨌든 기본 공식은 알았으니 작전 계획으로 들어가 보자.

그놈의 탄단지

열량 총량은 알았으니 3대 영양소를 어떻게 분할할지 생각해 보자. 사실 시중의 이런저런 다이어트 논쟁 대부분이 알고 보면 이 분할을 놓고 머리끄댕이 쥐고 싸우는 거다. 요즘은 유행이 한풀 꺾였지만 저탄고지(LCHF)나 팔레오 등도 있고, 그 정반대 끝에 있는 생채식이나 고탄저지(HFLC) 어쩌고…. 하여간 무지하게 많다. 유행 따라 바뀌고, 똑같은 놈이 10년 뒤 얼굴에 점 하나 찍고 이름만 바꿔 또 등장하는 막장 파티라 필자도 다 모른다.

이렇게 '유행하는' 다이어트들은 대개 극단적이다. 화끈하고 자극적일수록 인기 끄는 건 다이어트도 매한가지인데, 삶 자체를 극단적으로 뜯어고쳐야 하니 실패로 간다는 거다. 닭 가슴살, 고구마로 도배된 보디빌더나 트레이너들의 시즌기 식단도 수도승 식단이라 불릴 정도라 장기간 지속성에선 빵점이긴 도긴개긴이다. 저런 방식을 그래도 제대로 해보고 싶다면 필자의 《다이어트의 정석》이나 해당 다이어트 법만 다룬 전문 서적을 참고하기 바란다.

다행히 이 책은 말만 자극적이지 속살은 순한맛이다. 그러니 사회인이 이전 밥상을 뒤엎지 않고도 최소한의 변화로 따라갈 수 있는, 쉬운 식사 계획을 적겠다. 어렵지는 않다. **체중에 따라 단백질량을 먼저 정하고, 남는 부분에서 탄수화물과 지방을 배분한다.**

단, 당뇨나 신장병, 통풍처럼 식단 관리가 중요한 병이 있다면 병원의 지시가 최우선이다. 필자는 의료인이 아니니까 말이다.

보건복지부 기준

필자의 권고 식단에 들어가기 전에, '국가에서 권장하는' 공식 권장치를 상식으로 알고 넘어가자. '최소한 이만큼은 지켜라'라는, 건강 차원의 권고안이다. 몸만들기에 관심 없는 일반인이나 건강을 우선하는 이들이라면 참고치가 될 수는 있겠다.

단백질 7~20% / 지방 15~30% / 탄수화물 55~65%

(단순당류는 총 열량의 10% 이내)

위에서는 열량 기준으로 잡았지만 단백질은 체중 kg당 기준으로 정하는 때가 많다. 일반인 대상의 권고치는 0.8~1.0g이지만 근육을 기르려는 사람의 눈에는 턱없는 수치이니 하한선이라고 보자.

이제 실전 계획으로 들어간다.

[작계1] 몸무게를 줄이려는 상황

살을 빼려는 사람부터 알아보자. 살을 뺀답시고 무조건 굶는 건 당연히 나쁘다. 무기력, 생리불순, 골다공증이나 탈모가 오고, 머리가 안돌고 성질머리까지 더러워진다. 뭐니뭐니 해도 운동인에겐 상상하기 싫은 근손실이 온다. 천천히 줄이면 해악은 덜하겠지만 체감할 만큼은 근수가 줄어야 다이어트 할 맛도 날 것 아닌가.

양쪽을 버무려서 나온 안전빵 결론은 '일일 필요량의 20% 줄이기'다. 필요 열량이 2,000kcal라면 1,600kcal, 필요 열량이 2,500kcal라면 2,000kcal에 맞춰 먹는다. 단기간 빡센 다이어트는 30%까지도 줄이는데, 이 정도면 근육 좀 날리는 건 각오해야 한다.

최선의 시나리오대로 체지방에서만 무게가 빠진다 치고 계산해보자. 하루 400kcal씩 줄였다면 한 달에 수치상 12,000kcal 덜 먹은 셈인데, 1.6kg의 체지방에 해당한다. 이 정도가 못마땅하면 좀 무리해서 하루 500kcal를 줄여 보자. 그럼 대충 한 달에 2kg이 줄어든다. 이쯤이면 한 달에 몸무게 10kg을 '정상적으로' 뺀다는 게 왜 허무맹랑한 소리인지는 이해가 될 거다.

아참, 주의할 게 있다. 다이어트를 막 시작한 직후 며칠간은 지방보다 몸에 저장된 글리코겐과 물이 제일 먼저 빠진다. 이때 체중이 2~3kg쯤 확 줄어든다. 이건 체지방과는 상관없다.

다음 단계는 이 열량을 어떻게 배분할지다. 이 배분치는 업계에서 가장 흔하게 통용되는 기준이고, 필자의 권고사항이다. 저탄고지나 생채식 같은 다른 방식을 하겠다면 이 파트는 더 볼 필요 없다.

　　본론으로 돌아와서, 살을 빼든 붙이든 단백질은 충분히 유지한다. 대신 열량원인 지방과 탄수화물에서 바꾼다. 단백질은 포만감이 가장 높은 영양소다. 감량을 해야 할 사람이라면 배가 고파서 문제지 배불러 못 먹는 게 문제는 아닐 거다. 그러니 포만감 높은 식품을 최우선으로 친다. 다이어트 하는 사람들의 3대 영양소 배분은 아래의 내용을 권한다.

- 단백질은 체중 kg당 1.6~2.0g
- 지방은 체중 kg당 0.5g 내외
- 탄수화물은 체중 kg당 3~4g 사이에서 활동량에 따라 정한다.
- 이 수치를 열량 비율로 하면, 단백질 25~35% / 지방 15~20% / 탄수화물 45~55% 정도가 된다.

체중 70kg의 사무직 맞벌이 여성이 하루 40분 가벼운 운동을 하면서 다이어트를 시도한다고 하자.

- 단백질은 체중 kg당 2g으로 잡으면 하루 140g(560kcal)
- 지방은 체중 kg당 0.5g으로 잡아 35g(315kcal)
- 탄수화물은 체중 kg당 3.5g으로 잡아 245g(980kcal)
- 검토 : 이 여성이 체중을 유지하는 열량은 70×33=2,310kcal 정

도다. 살을 빼려고 20% 덜 먹으면 1,848kcal가 적당하다. 위의 3
대 영양소를 합치면 약 1,855kcal니 거의 일치한다.

• 이 경우에 단백질 : 지방 : 탄수화물 비중은 30 : 17 : 53 이다.

[작계2] 린매스업 상황

지금 체중에는 만족하고 있지만 지방이 많고 근육이 적다면? 이때는
근육의 비중만 늘리는 '린매스업'이라는 방식을 쓴다. 이때는 필요
열량만큼 먹으면서 고강도 근력운동을 함께한다.

하지만 앞서 말했듯 몸무게라는 게 먹는 만큼, 움직이는 만큼 딱
수치에 맞춰 변하지는 않는다. 하다 보면 예상을 벗어나 위나 아래로
들썩일 수 있다. 운동을 더 빡세게 하는 건 힘드니 먹는 양을 조절하
는데, 단백질은 충분히 먹으면서 탄수화물이나 지방을 바꿔본다.

• 단백질은 체중 kg당 1.8~2.0g
• 지방은 체중 kg당 0.6g 내외
• 탄수화물은 체중 kg당 4.5~6g 사이에서 활동량에 따라 정한다.
• 이 수치를 열량 비율로 하면 단백질 20~25% / 지방 10~15% /
  탄수화물 55~60% 정도가 된다.

체중 75kg의 사무영업직 남성이 하루 80분의 스트렝스 트레이닝을
하면서 체중 유지와 근육량 증가를 시도한다고 치자.

- 단백질은 체중 kg당 2g으로 잡으면 하루 150g(600kcal)
- 지방은 체중 kg당 0.7g으로 잡아 53g(473kcal)
- 탄수화물은 체중 kg당 5g으로 잡아 375g(1,500kcal)
- 검토 : 이 남성의 하루 유지 열량은 75×35=2,625kcal이다. 육체 노동자가 아니고, 유산소 운동을 많이 하는 것도 아니므로 중간 수치를 적용했다. 위의 3대 영양소를 모두 합치면 약 2,573kcal가 되니 비슷하다.
- 이 경우에 단백질 : 지방 : 탄수화물의 비중은 23 : 18 : 58이다. (소수점 반올림 때문에 합이 99가 되었다.)

[작계3] 벌크업

너무 말라서 불만이거나, 마르지는 않았지만 미식축구나 씨름선수처럼 상대를 압도하는 건장한 몸이 워너비인 사람도 있다. 흔히 말하는 벌크업인데, 식사를 필요량보다 '적당히' 더 먹으면서 빡센 운동을 한다는 의미다. 조금만 잘못되면 뱃살만 불리는 살크업이 된다. 그런데 잠깐, 이놈의 '적당히'만큼 짜증나고 어려운 말이 또 있던가? 당연히 제대로 된 벌크업은 난이도가 헬이라 초보자에겐 권하지 않는다.

어쨌든, 벌크업을 꼭 하겠다면 1달에 1~2kg 증량이 목표다. 설마 체지방으로 체중을 늘리려는 사람은 없을 테니 '근육 증가=체중 증가'다. 축복받은 0.1%(혹은 불법약물 사용자?)가 아닌 한 초보자가 첫 몇 달간 늘릴 수 있는 근육량의 한계치는 많아야 월 1kg 정도다.

그래도 1년이면 12kg, 3년에 36kg이니 '우와, 나 조만간 괴수급 보디빌더 되겠다'는 야무진 꿈을 꿨다면 접으시라. 이 수치는 경력이 붙을수록 팍팍 줄어든다. 빡세게 제대로 운동했다면 첫 해에 얻는 근육이 일평생 추가할 수 있는 근육량의 절반이라고 한다. 잘 먹으며 이 악물고 운동한 첫 해에 근육 5kg이 늘었다면 늙어 죽을 때까지 더 붙일 수 있는 근육도 그만큼 있다고 쳐라. 수년, 수십 년 운동한 헬창들이 콩알만큼의 근육에 목숨 거는 것도 이 때문이다.

어쨌든, 근육을 늘리고 싶다면 하루 필요 열량에 200~300kcal 정도 더 먹으면 된다. 왜 하필 이 수치인지는 위에 설명했다. 근육 1kg 만드는 데 투자해야 할 열량이 8,000kcal라고 했으니, 30일로 나누면 대략 200~300kcal가 된다. 이만큼을 단백질과 탄수화물 섭취량을 늘려서 더해 준다.

이때도 주의할 게 있다. 잘 먹으면서 안 하던 운동까지 하면 며칠 만에 체성분 검사에서 근육이 확 늘었다고 나올 공산이 크다. 앞서 @쪽에서 말했듯이, 체성분 검사기가 몸의 물을 근육량으로 착각한 결과다. 혹시라도 PT 트레이너들이 이맘때 고객에게 체성분 검사 시키면서 자기 덕분에 근육이 늘었다고 우쭐댄다면 너무 심하게 쪽 주지는 말고 그냥 웃고 넘기자. 다 먹고 살자고 하는 일 아닌가.

어쨌든 벌크업을 한다면 탄수화물이 우선이다. 탄수화물은 효율 좋은 에너지가 되고, 근육의 성장을 돕는다.

단백질은 충분히 먹어주는 게 당연히 좋지만 문제는 벌크업을 하겠다는 당신이다. 왜 벌크업에 나섰을까 생각하면 답은 '말랐으니까'다. 아마도 입이 짧을 테고, 단백질 많은 고기나 달걀 등을 먹으면 '부대껴' 다른 건 얼마 못 먹을 거다. (당신이 뚱뚱한 사람들의 무한 식욕을 이해 못 하듯이, 이건 그들이 이해 못 할 내용이다.)

퍽이나 다행히도, 탄수화물을 많이 먹을수록 몸은 단백질을 효율적으로 잘 쓴다. 밑의 기준에서 체중당 영양소 섭취량이 높아 보일지 몰라도 당신은 체중이 적게 나갈 테니 실제 먹는 양 자체는 같은 키에 보통 체형 사람이나 별 차이가 없을 거다.

- 단백질은 체중 kg당 2.0g 이상
- 지방은 체중 kg당 0.5~1g
- 탄수화물은 체중 kg당 6~8g
- 이 수치를 열량 비율로 하면 단백질 15~25% / 지방 10~20% / 탄수화물 60~70% 정도가 된다.

여기 체중 60kg의 제조업 육체노동자가 고강도 근력운동을 하면서 체중 늘리기를 시도한다.

- 단백질은 체중 kg당 2g으로 잡으면 하루 120g(480kcal)
- 지방은 체중 kg당 0.75g으로 잡아 45g(405kcal)
- 탄수화물은 체중 kg당 7.5g으로 잡아 450g(1,800kcal)
- 검토 : 이 사람의 하루 유지 열량은 $60 \times 40 = 2,400$kcal인데, 증량에 필요한 200~300kcal를 더해 2,600~2,700kcal가 필요하다.

3대 영양소를 모두 합치면 약 2,685kcal가 되니 거의 일치한다.

• 이 경우에 단백질 : 지방 : 탄수화물의 비중은 17 : 15 : 68이다.

[작계4] 지구력 운동 동호인의 식단

지금까지는 살을 빼거나 근육 크기를 기르려는 이들에게 맞춘 식단이다. 그런데 대중적인 운동에는 마라톤이나 장거리 사이클, 등산처럼 지구력에 목숨 거는 종목도 있다. 이 종목들은 근육이 영 필요 없냐 하면 절대 아니다. 근육이 스피드와 순발력을 결정하니 그만큼은 있어야 한다. 그런데 근육이 너무 많으면 몸이 무거워져 기록을 망치고, 설상가상으로 말랐을 때보다 에너지까지 처묵처묵 한다는 게 문제.

그러니 이런 종목의 선수나 마니아들은 '필요한 만큼만' 근육을 기른다. 대신 에너지는 무지하게 많이 써야 하니 연료인 탄수화물이나 지방을 벌크업 수준으로 먹게 된다.

• 단백질은 체중 kg당 1.5g 이상
• 지방은 체중 kg당 1.0g 내외
• 탄수화물은 체중 kg당 6~10g 사이에서 훈련량에 따라 정한다.
• 이 수치를 열량 비율로 하면 단백질 10~15% / 지방 20% / 탄수
  화물 65% 정도가 나올 거다.

체중 65kg의 직장인 남성 마라톤 동호인이 하루 1시간 이상 마라톤 훈련과 20여 분의 근력운동을 한다고 치자. 카보로딩, 팻로딩 같은

경기 대비 식단이 아닌 평상시 섭취량 기준이다.

- 단백질은 체중 kg당 1.5g으로 잡으면 하루 98g(390kcal)
- 지방은 체중 kg당 1g으로 잡아 65g(585kcal)
- 탄수화물은 체중 kg당 7g으로 잡아 455g(1,820kcal)
- 검토 : 이 남성의 하루 유지 열량은 65×42=2,730kcal이다. 위의 3대 영양소를 합치면 약 2,785kcal가 되니 비슷하게 일치했다.
- 이 경우에 단백질 : 지방 : 탄수화물의 비중은 14 : 21 : 65다.

참고사항들

지금까지 최대한 단순하게 설명했는데, 번외로 알아두면 좋은 것들을 살펴보자.

지금까지 단백질량은 체중 기준으로 뽑았는데, 고도비만인은 체중 기준으로 단백질을 잡으면 과잉섭취가 되고 만다. 단백질은 근육에 필요한데 고도비만인의 몸무게에선 지방이 제일 많으니까 말이다. 그러니 이때는 열량 기준 20~30%로 잡는 게 합리적이다.

고령자나 여성은 단백질로 근육을 만드는 능력이 젊은 남성보다 떨어진다. 그래서 많은 유럽 국가들에선 60대 이상에게 청장년층보다 1.5배 많은 단백질을 먹으라고도 한다. 당연히 질도 좋아야 한다. 채식주의자가 아니라면 콩이나 곡류, 견과류 단백질보다는 살코기나 달걀, 유제품 계열의 단백질이 우선이다.

통풍, 간이나 신장 질환, 고릿적 '성인병'이라고 불렸던 대사증

후군 등등 골치 아픈 만성병이 있다면 의사 처방을 따라라. 지금까지의 내용들은 건강한 사람들 대상이다.

7강

실제 밥상 짜보기

필자의 저급한 잔소리도 거의 끝에 왔다. 지난 강의에
서 영양에 관해 듣기 싫은 이론 이야기를 풀어놓았으
니 이제 밥상 차리러 가보자. 앞서 강의에서 즐거나
넘기지 않았다면 열량과 탄단지 비율 정도는 뽑아냈
을 테니 이제 내 밥상을 어떻게 최적의 식단으로 뜯
어고칠지 알아보자.
이 책은 시작 부분에서 말했듯이, '최소의 노력으로+
최대의 효과'가 목적이다. 그러니 최대한 간단하고 현
실적으로 식단을 짜는 기준이 우선이다.

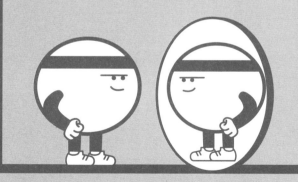

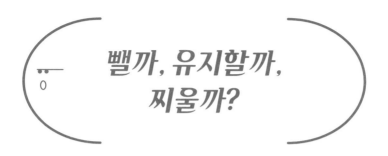

뺄까, 유지할까, 찌울까?

식단을 짤 때도 시작점은 결국 첫 강의에서 나누었던 몸을 줄이느냐, 유지하느냐, 키우느냐를 결정하는 거다. 여기에 따라 열량을 빼느냐, 맞추느냐, 더하느냐를 결정한다.

사실 초보자들이 제일 흔하게 똥볼 차는 곳이 여기인데, 열량이 남으면 근육이 잘 생기지만 체지방도 잘 늘고, 열량이 부족하면 근육은 안 생기면서 체지방도 줄어든다. 생각해 보면 당연한데, 근육은 기르고 싶고, 체지방은 줄이고 싶어 전진하는 차와 후진하는 차를 엮는 바보짓을 하다가 앞으로도 뒤로도 못 가고 사달이 난다. 제발 일관성이라도 있어라. 그럼 최소한 하나는 건진다.

누가 내 몸뗑이 좀 줄여 주세요!

체중이 줄어드느냐 아니냐는 결국 음식, 정확히는 열량 줄이기에 달렸다. 열량이 케케묵은 옛날 개념이라느니, 많이 먹어도 뺄 수 있다느니 하는 별의별 잡음이 난무하는데, 열량이 체중의 100%는 아니어도 90%는 결정한다. 쉽게 말해 그냥 열량이 좌우한다.

문제는 일반인들이 음식 안 줄이고도 살 빼는 (세상에 없는) 마법을 찾으며 나머지 10%에 팔랑귀가 된다는 거다. 보디빌더나 체급경기 선수들을 보자. 그들은 신기하게 매번 감량에 성공하는데 이유가 뭘까? 딱히 비법이 있는 게 아니다. 검증 안 된 방식을 썼다간 일생이 엿 되니까 '닥치고 줄여 먹기' 때문이다. 팔랑귀에 오락가락 말고 제발 시키는 대로 해라.

섭취 열량 줄이는 법

그럼 얼마나 줄여 먹으라는 건지 보자. 체중이 늘지도, 줄지도 않는 '유지열량'에서 10~30% 빼는 게 보통이다. 무난한 수준은 일일 평균 20% 줄이는 건데, 다이어트에 도가 튼 선수들은 그 이상 줄여 먹기도 한다. 어쨌든 지금부터는 20%에 맞춰 설명할 테니 여기서 응용하시라. 필자가 일반인에게 권하는 관리법은 세 가지다.

- [방법1] 매일 똑같은 20% 줄여 먹기 : 제일 쉽고 생각할 것도 없다. 가장 기본이 되는, 말하자면 디폴트값이다.
- [방법2] 주중엔 필요량에서 30%씩 줄여 먹고, 주말엔 일일 필요

량대로 먹는다.(칼로리 사이클링법) : 주중엔 빡센 다이어트를 하고, 주말엔 평소와 비슷하게 먹는다. 단백질은 매일 같은 양을 먹고, 탄수화물과 지방으로 열량을 조절한다. 주말엔 제대로 먹을 수 있다는 기대감으로 주중에 버티기 유리한 게 장점이다. 다만 폭식이 터지기 쉽다는 게 함정. 이론은 좋은데 현실에선 주중 다이어트로 죄책감 덜고, 주말에 치킨 피자 흡입하다 폭망하는 사례가 흔하다.

• [방법3] 2주간 30%씩 줄여 먹고, 1주간 필요량대로 먹는다.(다이어트 브레이크법) : [방법2]를 긴 사이클로 실시해서 2주의 다이어트와 1주의 자유 기간을 둔다. 이때도 단백질은 계속 같은 양을 먹고, 탄수화물과 지방으로 열량을 조절한다. 다이어트로 탈모나 무기력증 같은 부작용이 잘 오는 사람에게 적당하다. 여기도 천국 같은 일주일의 기대감으로 버틸 수 있는 게 장점이지만 일주일간 폭식하면 더 크게 폭망한다는 게 또 문제다.

세 방법을 하루 필요열량 2,500kcal / 체중 70kg 남성을 기준으로 짜 봤다. 하루 20%를 줄이면 2,000kcal, 30%를 줄이면 1,750kcal가 될 테니 이렇게 배분한다.

	월	화	수	목	금	토	일
방법1	2,000	2,000	2,000	2,000	2,000	2,000	2,000
방법2	1,750	1,750	1,750	1,750	1,750	2,500	2,500

방법3	1주차	2주차	3주차	4주차	5주차	6주차	7주차
	매일 1,750	매일 1,750	매일 2,500	매일 1,750	매일 1,750	매일 2,500	매일 1,750

어디서 줄일까?

그럼 열량을 어디서 줄일까? '식단에서 지울 우선순위'를 알아보자.

1순위는 탄산음료, 주스, 달달한 커피나 요거트 등 고열량 음료다. 콜라 뚱캔이나 주스 한 잔만 빼도 하루 줄일 열량의 반 이상 해결한다. 크림 듬뿍 얹은 음료는 그거 하나만 빼도 하루의 다이어트 완성이다. 무설탕 아메리카노나 탄산수로 바꿔라.

2순위인 과자, 초콜릿 같은 주전부리, 치킨, 피자 등은 아예 빼거나 주 1~2회로 줄인다. 옆에 있으면 분명 먹게 되니 미리 사다놓지 마라. 다이어트 ××, 담백한 ○○ 등등 사탕발림에도 속지 말자. 무게당 영양소를 따져 보면 과자100g은 500~600kcal로 세계 통일이다. 그런데도 '1회 섭취량'만 고무줄처럼 바꿔서 당신을 조삼모사 바보 원숭이로 만들어버리는 숫자 장난이 천지다. 다이어트 식품이라는 문구가 죄책감을 마비시켜 거꾸로 더 먹게 하는 웃픈 일도 있다. 이미 뚱뚱한 사람은 대부분 2단계면 해결된다.

3순위는 각종 비계, 내장, 삼겹살, 차돌박이, 우삼겹 같은 고지방 육류들이다. 일단 이 '문제아'들을 빼라. 햄버거 패티나 햄, 소시지처럼 갈은 고기를 쓴 놈들도 복병이다. 갈아 놓은 완제품들을 보면 불그스름하니 살코기로만 만든 것 같은데, 정작 원료를 보면 비계에 살코기를 첨가한 수준의 제품이 천지다. 이런 문제아들을 빼고 그 자리를 달걀, 생선이나 닭고기, 퍽퍽살을 쓴 장조림 같은 반찬으로 바꿔라.

그래도 목표치를 못 맞춘다고? 흠, 그런 경우는 드문데 어지간히 많이 드셨나 보다. 그럼 최후의 수단으로 밥을 줄여라. 웬만하면 한 공기는 먹어라. 한국인은 밥심이다. 전자레인지 돌리는 포장밥을 쓰는 것도 강제로 양을 묶어버리는 팁이다.

이것저것 다 번거롭고, 챙길 시간도 없는 1인 가정이면 다이어트용 포장 볶음밥, 도시락처럼 양을 딱 정해서 포장한 기성품 다이어트식도 요즘 질이 꽤 괜찮다. 이렇게 양이 딱 정해진 간편식의 장점은 왠지 섭섭해도 더는 못 먹는다는 점이다. 물론, '에라 모르겠다' 버전으로 새 포장을 뜯어 2배를 먹어치울 수 있다는 건 여전한 함정이긴 하다.

몸무게는 정상인데 근육이 똥망

몸무게에 딱히 불만이 없다면 열량 자체를 줄이거나 늘릴 필요는 없다. 이때는 사실 먹는 것보다는 운동이 더 문제다. 하지만 몸을 멋지게 만들고 싶다면 주전부리만 빼고 그만큼을 뒤에 나올 운동 전후 영양보충으로 때워라. 그럼 식단이 아주 개판이 아닌 한은 하루 열량과 단백질 총량이 맞춰질 거다.

운동 시작하고 식단도 바꾸면 몸무게가 위든 아래든 변할 수 있다. 2~3kg 정도는 몸의 물 보유량이 달라지면서 일시적으로도 변할 수 있으니 일단 지켜봐라. 하지만 그 이상 체중계 바늘이 달라지면 그땐 식사량도 바꿔야 한다.

몸무게가 줄어드는 건 운동 후 먹는 걸 조금 늘리면 되는데, 문제는 늘어나는 거다. '어어' 하는 새 관리 범위보다 몸무게가 늘었다면 1~2주일 내에 빼버리자. 어영부영 시간 지나면 십중팔구 못 뺀다. 70% 이상이 다이어트를 생각하는 세상이다. 체중에 만족하는 30%에 들었다는 건 축복이다. 잘못된 체중이 굳어지면 당신도 체중을 고민하는 나머지 70%의 일원이 된다.

사실 헬스장에 가면 근육도 많고, 체지방도 그득한 사람들을 흔하게 본다. 스스로는 '체지방만 빼면 몸짱'이라 주장하는데, 작년에도, 재작년에도 그랬던 사람이다. 어차피 내년에도, 후년에도 '못 빼서 몸짱'일 공산이 크다. 이미 그 상태로 체중과 식습관이 굳어진 탓이다. 다시 강조한다. 관리를 벗어났다면 하루라도 빨리 빼라.

양아치도 분노조절 잘 하게 만드는 몸

한마디로 마른 사람들이다. 감량의 핵심이 식사량 조절인 것처럼 체중 늘리기도 먹는 걸 늘리는 게 중요하다. 하지만 배 나온 지방질 몸땡이를 원하는 게 아니라면 운동도 같은 비중으로 중요하다는 게 차이다. 이 케이스의 마른 사람들은 십중팔구 입도 짧을 거다. 이들에게 억지로 먹게 하는 건 먹성 좋은 사람 굶기기와 동급으로 힘들다.

그래도 장점은 있다. 하나는 음식을 가릴 필요가 적다는 점이다. 또 하나는 감량할 때는 평소 먹던 양에서 20~30%나 줄여야 하지만 몸을 불릴 때는 10~15%만 늘려도 된다. 그러니까 평소 양에서 200~400kcal만 늘리면 된다. 몸 키우겠다고 무슨 가축 살찌우듯이 처음부터 배터지게 먹지 말고 아래의 예제 중 하나를 골라 해보자. 체중이 늘지 않으면 조금씩 더 늘린다.

- [**옵션1**] 매 끼니마다 밥을 반 공기 더 먹는다.
- [**옵션2**] 세 끼 식사 사이에 찰떡 100g, 혹은 땅콩버터 바른 식빵 1장, 혹은 바나나 2개씩을 간식으로 먹는다.
- [**옵션3**] 운동 전과 후 1시간 무렵에 위의 음식을 먹는다.

그럼 위의 세 가지만 하면 문신 양아치 찜쪄먹는 피지컬이 될까? 그렇다면 너무 쉽게 봤다. 끼니에서 최소한 아래에 나열한 정도는 해야 큰 몸을 가질 자격이 있다.

- 모든 끼니에 고기나 달걀, 생선 같은 동물성 반찬 최소한 한 개 이상, 순수 고기량 기준 100g 이상 먹는다. 채식주의자이거나 이런 것을 못 먹는다면 단백질 보충제라도 먹어라.
- 한 번에 몰아먹는 야식, 폭식, 치맥 등은 덩치를 키우는 게 아니고 배만 남산만하게 키운다. 탄산음료, 주스나 과자 등도 마찬가지다.

- 마른 사람들은 대개 소화력이 똥망이다. 채소나 과일이 몸에 좋다고 생으로 많이 먹으면 다른 음식을 못 먹게 된다. 채소는 데치거나 찌거나 볶아 먹어라. 열로 날리는 영양소는 생각만큼 많지 않다. 과일은 한두 개 이상은 먹지 마라. 그거 먹을 배로 다른 거 먹어라.
- 먹었을 때 설사하거나 속이 더부룩한 음식은 남들이 아무리 좋다 해도 먹지 마라. 내 몸에서 안 받으면 나쁜 식품이다.

이렇게 먹어서 1달에 1~2kg 체중이 늘면 제일 해피하다. 그보다 빨리 늘면 체지방으로 늘었을 공산이 크니 열량을 다시 줄이자.

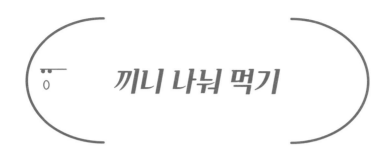

끼니 나눠 먹기

사람마다 끼니 횟수는 제각각이다. 하루 세 끼 먹는 사람, 한 끼만 먹는 사람, 심지어 시도 때도 없이 먹는 사람도 있다. 끼니가 달라지는 게 몸 만드는 데 뭔가 영향을 줄까?

몇 번으로 나눠 먹을까?

보통은 남들 먹는 세 끼가 제일 무난하다. 하지만 한두 번 더 먹거나, 한 끼니쯤 줄이는 건 상관 없다. 다만 하루 한 끼 먹는 건 좀 아니다. 이건 애당초 장수법 관점에서 등장한 식사법이고, 근육을 잃는다고 알려졌으니 근육과 몸매 만드는 게 목표라면 비추다. 두 끼이상에서는 필요한 영양소만 다 먹어주면 근육 만드는 데 큰 차이는 없다고 한다.

평균적인 식사량에선 대개 한 끼에 600~800kcal 정도인데, 백반이나 식당 메뉴 1인분도 대개 이 정도라 하루 세 번 먹으면 딱이다. (한 끼는 가볍게 먹는다면 간식 집어넣을 여유 정도는 나오겠다.) 세 끼니를 하니까 이렇게 먹는 건지, 한 끼가 이 정도라 세 끼니가 되었는지는 닭이 먼저인지 달걀이 먼저인지 문제이니 넘어가자. 주는 대로 먹어야 한다면 남들 먹는 시간에 맞춰 세 끼니가 무난하다. 사회가 세 끼니 기준으로 돌아가니 혁명이라도 일으켜 세상을 뒤엎지 않을 바엔 따라가는 게 편하다.

그럼 각각의 영양소는 끼니마다 어떻게 배분할까?

단백질 배분하기

앞서 내용들을 보면 '이 인간이 단백질에 미쳤나?' 싶을 만큼 최우선으로 다루는 걸 알았을 거다.

맞다. 헬창들이 괜히 단백질에 미친 게 아니다. 운동을 하고, 단백질을 일정량 이상 쏟아부으면 몸에서는 근육을 만들라고 신호를 보낸다. 질 좋은 동물성 단백질 기준으로 몸이 작은 사람은 약 20g, 몸이 큰 사람은 30~40g 이상을 확 쏟아부어야 한다. 질이 떨어지는 곡류나 콩 같은 식물성 단백질은 이보다 조금 많이 먹자.

단백질을 최적으로 배분하고 싶다면 이만큼의 양을 하루 전체에 걸쳐 배분한다. 먹는 간격은 3~5시간 이상이 좋다. 한 번 신호가 가면 한동안은 반복되지 않으니 찔끔찔끔 먹기보다는 충분한 양을 적절한 간격을 두고 들이부어라.

- 하루 단백질 권장량이 200g이면, 40g씩 5번
- 하루 단백질 권장량이 130g이면, 30~40g씩 4번
- 하루 단백질 권장량이 100g이면, 25g씩 4번
- 하루 단백질 권장량이 60g이면, 20g씩 3번

정리하면, 몸이 큰 사람은 4~5끼니의 잦은 식사가 유리하고, 작은 사람은 드문드문 먹어도 된다. 하루 세 끼니 먹는 보통 사람이라면 '끼니 때 3번+운동 후 한 번'을 더 먹으면 딱 채워진다. 운동 전후의 식사법에 관해서는 뒤에 다룬다.

그럼 이만큼의 단백질을 어떤 메뉴로 먹을까? 보통의 한식은 밥 한 공기에 달걀 2개나 손바닥만한 생선 한 토막, 아니면 퍽퍽살로 된 제육볶음 한 접시 정도면 단백질 20g은 대충 채운다. 훈제 닭 가슴살 100g이나 참치캔 같은 가공품을 반찬으로 먹어도 된다. 단, 햄이나 소시지는 생각과 달리 단백질보다 지방이 더 많아 비추다.

집에서는 이렇게 먹는다 치고, 외식은 어쩌나? 면류나 볶음밥 같은 대부분의 외식 메뉴들은 탄수화물과 지방은 충분하지만 단백질이 부족하다. 사실 할당량에서 제일 채우기 골치 아픈 게 단백질이다. 오늘 먹은 메뉴에서 단백질이 헛헛하면 들어오는 길에 편의점에서 우유나 두유, 훈제란이나 어묵바 정도를 입가심으로 더 먹자. 외식 메뉴에서의 단백질은 뒷부분의 부록을 참고하자.

아침에 시리얼을 먹는다고? 여기도 또 단백질이 구멍이다. 달걀이라도 더해 먹거나, 단백질 보충제라도 추가하는 게 낫다. 시리

얼에 섞어 먹을 때는 바닐라맛 보충제를 권한다. 초코나 딸기맛 보충제는 시리얼과 섞였을 때 무슨 맛이 나올지 복불복이라 함부로 못 권하겠다.

탄수화물과 지방 배분하기

탄수화물과 지방은 에너지원이다. 몸은 탄수화물이 남아돌면 그걸 태우고, 부족하면 지방이 주 에너지원이 된다. 현대인의 비만 책임을 놓고 탄수화물과 지방 중 뭐가 더 문제인지는 영양학계에서 단골 싸움거리지만 신경쓰지 마라. 당뇨나 고지혈증처럼 특정 영양소를 제한해야 하는 사람이면 몰라도 건강한 사람에겐 그놈이 그놈이다. 양 진영 전문가님들이 유리한 연구들만 골라 들이대며 싸우는 동안 문외한인 우리는 결론 나올 때까지 편한 대로 살면 된다.

운동 전후에는 뭘 먹지?

요즘은 한물 간 이야기인데, 한때 '기회의 창'이라고 해서 운동 전후에 제대로 챙겨먹지 않으면 운동해도 허탕이라는 양 호들갑을 떤 때가 있었다. 요즘은 종일 입에 들어가는 게 다 중요하다는 사실이 굳어져 있지만, 그래도 운동 전후에 뭔가 먹는 게 도움이 되거나 해가 되는 케이스가 있기는 하다.

운동 전과 운동 중

대부분의 일반인은 운동 전이나 도중에 굳이 뭘 먹을 필요는 없다. 고강도 운동에선 속이 부대껴서 약보다 독이 되는 때도 많다. 특히나 살을 빼는 중이라면 쓸데없는 열량을 넣을 이유가 없다. 운동을 하면 대개는 배고픔도 잊는다. 그런데도 무언가를 먹는 게 나은 '예외적인' 경우는 다음에 나열하는 정도겠다.

몸무게를 늘리려고 고강도 근력운동을 한다면 무언가 먹고 시작해도 된다. 이때는 먹는 열량을 늘릴 좋은 기회다. 운동 전 1시간~30분 사이에 완숙 바나나, 잼 바른 식빵처럼 소화 잘 되는 탄수화물이 제격이다. 운동 시작까지 1시간 이상 여유가 있거나, 돌도 갈아 먹는 수준의 소화 능력자라면 떡도 열량이 높아서 강추다. 체중 kg당 탄수화물 0.5~1g 정도가 적당하다.

고기 같은 단백질 덩어리는 소화가 더뎌서 운동 전에는 부대끼기 쉬우니 비추다. 시간상 단백질을 꼭 먹어야 한다면 두유, 단백질 보충제처럼 소화 잘 되는 단백질을 먹는다.

다이어트는 관심 없고, 그렇다고 체중 증가까지 바라는 것도 아니라면 뭐 먹을 필요는 없다. 운동 도중 입이 헛헛하니 맹물 말고 뭔가 마시고 싶다면? 그땐 핫초코나 설탕커피, 꿀 한두 숟가락 탄 꿀물 정도는 마셔도 되겠다.

스태미너와 지구력이 똥망이라 운동을 조금만 해도 젖은 낙엽처럼 축축 처진다면, 또는 더운 야외에서 운동 시간이 60~90분을 넘긴다면 운동 도중 스포츠 음료나 꿀물 등을 중간 중간 마셔줄 수는 있겠다.

당뇨인처럼 혈당 조절이 안 되는 사람들은 특히 운동할 때 혈당이 요동치곤 한다. 이때 혈당이 올라간다 내려간다 말이 많은데, 정답은 '케바케'다. 운동 종류와 시간에 따라서, 인슐린이나 약물을 쓰는지에 따라서도 제각각이다. 딴사람 하는 말은 그 사람 사정이니 듣지 마라. 담당 선생님과 상의하고 '당신의' 혈당이 어떻게 변하는지 따져서 운동 전에 뭘 먹을지, 약물 투여를 조절할지 결정해라.

운동 후 먹을 것들

운동 직후에는 탄수화물뿐 아니라 단백질을 따져야 한다. 단백질은 몸이 작은 사람은 20g, 몸이 큰 사람은 40g은 먹어 주자. 탄수화물은 체중을 유지하려는 경우 단백질의 2배, 체중을 늘리려는 경우는 단백질의 2.5~3배를 먹으면 된다.

이때는 운동하며 쓴 탄수화물(글리코겐)이 가장 빨리 회복될 수 있는 타이밍이다. 하지만 다이어트를 하고 있거나, 오늘 중에 또 운동할 일 없는 일반인은 굳이 급하게 안 채워도 상관 없다. 그냥 일상의 세 끼니만 잘 먹어도 내일이면 정상 상태가 된다.

그런데 몇 시간 후에 다른 운동이나 빡센 노동을 해야 하는 사람, 또는 근육량을 늘리는 데 사활을 걸었다면 운동 후 1~2시간 이내에는 식사를 하자. 세 끼니를 먹는다면 끼니 중 하나가 이때 들어가도록 운동 시간을 잡으면 딱이다.

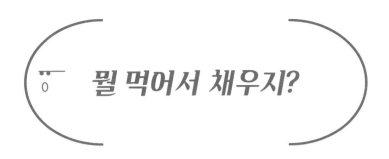

뭘 먹어서 채우지?

지금까지의 공부로 열량이니 3대 영양소처럼 숫자로 표시되는 문제는 어느 정도 맞춰 놓았다. 이제 문제는 어떤 음식으로 저 수치를 맞추느냐의 주관식 시험이다. 여기에는 크게 두 가지 방식이 있다.

정해진 음식만 먹기

일반인들에게 '보디빌더 식단'이라고 하면 더 익숙한 메뉴다. 외국에선 리지드 다이어트Rigid Diet(경직된 식단)라고 하는데, 주로 보디빌더나 연예인의 몸만들기, 각종 헬스 예능프로에서 속성 몸만들기를 할 때 꼭 나온다.

　　보통은 영양소 계산하기 쉬운 몇 가지 단골 재료들을 쓴다. 예컨대 '탄수화물=고구마, 현미밥, 바나나', '단백질= 닭 가슴살, 보충제', '지방=견과류' 이런 식으로 딱 정해 놓고 그 밖의 음식은 입에도 안 댄다. 이런 접근법이 워낙 일반인 뇌리에 딱 박혀 있다 보니 몸 만드는 사람은 집밥이나 라면 먹으면 큰일 난다는 둥 이상한 편견이 생겨났다. 제발 운동쟁이들은 무조건 입에서 닭똥 냄새 나게 닭찌찌만 먹는다고 착각하지 마라.

어쨌든, 음식을 정해 놓고 먹는 가장 큰 장점은 쉽다는 거다. 여기서 '쉽다'는 실행이 쉽다는 게 아니고 '머리 쓸 일 없다'는 의미다.

예를 들어, 닭 가슴살과 찐 고구마만 먹을 참이라면 알아야 할 건 별로 없다. 고구마는 탄수화물 덩어리이며 100g당 열량은 130kcal, 닭 가슴살은 생것 100g당 단백질 24g이라는 사실만 알면 땡이다. 그 뒤는 무게 달아 산수만 하면 된다. 탄수화물에서 280kcal를 줄이고 싶다면 고구마 200g을 덜 먹으면 된다. 엄마가 차려 주는 밥상의 감자볶음과 김치찌개, 단골 중국집 짜장면이 어떤 영양소로 되어 있는지는 어차피 안 먹을 테니 몰라도 된다.

두 번째 장점은 '제대로만 하면' 결과는 확실하다는 점이다. 보디빌더들이 대회 직전에 이 식단을 하는 건 잘못될 여지가 없어서다. 선수들은 조그만 실수에도 메달 색깔이 갈릴 수 있는데, 영양 구성이 어떤지도 모를 위험천만한(?) 음식을 먹을 수는 없는 노릇이다.

세 번째로, 재료가 한정되니 장보기와 식사 준비가 간단해지는 것도 장점이겠다. 찌개 끓이고 밥하고 등등 골 아픈 건 모두 패싱이다. 그냥 고구마 찌고, 닭 가슴살 삶아 건지면 끝이니 만빵 편하기는 하다. 물론 요리가 취미인 미식가들이나 가족과 함께 식사해야 하는 분들에겐 지옥문 되시겠다.

    장점만 떠들었는데, 지금부터는 단점이다. 말할 것도 없이 금세 질린다. 몇 종류 안 되는 음식만 먹다 보면 처음엔 그냥 먹을만 해도 나중엔 목구멍에서 넘어가지도 않고, 고구마와 바나나만 보면 넌덜머리가 나고 입에서 닭똥 냄새라도 날 것 같아진다. 고기 구워 먹고 있는 가족들 앞에서 닭 가슴살 씹고 있으면 '이러고 살아서 뭐 하나' 자괴감도 든다.

    그러다 보니 이걸 얼마나 지속할 수 있는지가 결국 관건이 된다. 몇 주 후 프로필 촬영이라도 잡혀 있다면 닭 가슴살과 고구마 까짓 거 그때까지만 눈 딱 감고 먹을 수는 있지만 평생 그럴 수는 없지 않나. 문제는 엄마가 해주신 김치찌개와 단골집 짜장면을 먹고도 지금 몸을 유지할 방법이 선뜻 떠오르지 않는다. 그러니 이벤트가 끝나자 마자 마구잡이로 먹다가 몸이 완전히 망가지기도 하고, 반대로 그게 무서워서 일상식으로 못 돌아가기도 한다.

    정리하자면, 보디빌더나 트레이너 같은 직업 운동인, 연예인, 프로필 촬영 같은 이벤트용 단기간 몸 관리에는 쓸모가 있다. 하지만 일반인이 4주 이상 하는 건 비추한다. 그저 세 끼 식사에서 한 끼니 쯤은 이런 메뉴를 짜서 총 영양소를 조절하는 건 나쁘지 않다. 아래의 방식처럼 말이다.

- 다이어트를 한다면? : 하루 한 끼니를 '단호박이나 찐 감자 200g (혹은 찐 고구마 100g)+닭 가슴살 150g'으로 바꿀 수 있다.

- 체중을 늘리는 중이면? : 집밥 세 끼니는 그대로 먹고, '미숫가루 50g이나 바나나 2개+단백질 보충제 30g'으로 쉐이크를 만들어 섭취 영양을 늘릴 수 있다.

영양소만 맞춰 먹기

두 번째 방법은 음식 종류를 제한하지 않고 기본 영양소만 맞춰 먹는 유연한 식단(플렉시블 다이어트Flexible Diet)이다.

집밥이든 짜장면이든 라면이나 햄버거든 무방하고, 심지어 과자 같은 주전부리도 조금만 먹는다면 상관없다. 열량과 3대 영양소만 맞추고, 건강에 좀더 관심이 많다면 섬유소와 채소류에도 신경 쓰면 된다. 고구마와 닭 가슴살 먹고 '난 다이어트 했어'라고 흡족해 하는 사람이나, 맛집 닭칼국수 먹은 사람이나, 주요 영양소가 비슷하면 거기서 거기라는 의미다. 필자도 쓰고 있고, 일반인에게 적합한 방식이다. 실제 연구에서도 뒷받침된다.

앞서는 주전부리도 먹을 수 있다고 했는데, 그럼 여지없이 나오는 질문이 있다. '삼시 세끼 과자만 먹는 건요?', '삼겹살이나 치킨만 먹어도 되나요?' 뭐 이런 것들이다. 그럼 대답은 간단하다. '한 번 그렇게 짜 보세요'다. 그런 메뉴만 들고는 아무리 짱구 굴려도 3대 영양소를 못 맞춘다. 별의별 수를 다 쥐어짜 봐도 평범한 식단 위주에 어쩌다 불량한 식사(?) 한두 번 먹는 정도가 한계다. 실상 대부분이 이렇게 살지 않나?

이 방식의 가장 큰 장점은 관리할 때나, 아닐 때나 지속하는 데 문제가 없다는 점이다. 지속이라는 말도 웃긴 것이, 먹던 대로 양만 바꿔 먹는 거다. 필자도 유지할 때는 300g짜리 큰 즉석밥을 먹고, 살 뺄 때는 210g짜리 보통 즉석밥을 먹는다. 그리고 개떡(욕 아님;;)을 좋아해서 운동 전 간식으로 먹는데, 그걸 뺀다. 그게 전부다.

단점은 없을까? 필자가 쓰는 방식이니 다 좋다고 광고하고 싶지만 세상에 그런 방식이 어디 있겠나. 제일 치명적인 단점은 '어렵고 생각할 게 많다'는 점이다. 게임도 자유도가 높을수록 난이도가 덩달아 높듯이, 여기서도 마찬가지다. 짜장면 한 그릇을 앞에 놓고 열량과 3대 영양소를 따지는 건 '닭 가슴살 100g+고구마 300g'의 영양소 계산과는 레벨이 다르다. 짜장면 한 그릇에 식용유와 춘장, 돼지고기와 면이 얼마나 들어가는지 계산한다? 이건 뭐 헬급이 아니라 미션 임파서블이다. 가공식품은 영양소 표시라도 되어 있지, 식당 음식이나 가정식으로 오면 하늘이 노랗게 변한다.

그래도 요즘은 세상이 좋아져서 이것도 검색할 수 있다. 단, 카페나 Q&A 같은 곳에 질문은 금물이다. 이사람 저사람 엉뚱한 대답이 난무하고, 어디서 굴러왔는지 답변을 빙자한 다이어트 식품 광고까지 거머리처럼 붙어댄다. 괜히 돌아가지 말고 앞서도 적었던 식약처의 식품 영양 성분 데이터베이스로 가라. 여러 피트니스 앱에서도 이곳 자료를 올려 놨으니 앱에서 찾아봐도 된다.

짜장면, 국밥 같은 외식 메뉴는 지역별 평균 양과 영양소도 있다. 지역 따라 주인장 인심 후한 동네가 따로 있나 보다. 이 책에서

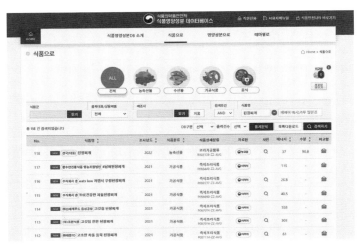

식약처 데이터베이스 검색 화면

도 흔히 먹는 가정식과 외식 자료는 선별해 꽁무니에 표로 올려놨으니 참고하시라.

단점이 이것뿐이라면 좋겠지만 또 있다. 아무리 신경써도 영양소는 100% 정확할 수가 없다. 음식이라는 건 기본적으로 다른 생명체의 몸이다 보니 성분이 같을 수가 없다. 사람도 같은 체중의 씨름선수와 고도비만인의 근육량과 체지방량이 완전 딴판인 것처럼, 바다에서 잡아 올린 고등어 수백 마리의 영양소가 다 제각각인 것도 당연하다. 게다가 요리라는 마법을 거칠수록 영양소는 중구난방이 된다. 주방장님이 재료 넣을 때 하필 돼지비계만 한 움큼 잡혔을 수도 있고, 그날따라 기분이 좋아 단골손님한테 면을 좀더 넣어 줬을지 누가 아나.

솔직히 이 정도 편차는 필자나 여러분 같은 일반인에겐 문제가 안 된다. 하지만 당장 체지방을 바싹 말리고 있는 보디빌더나 계체 (체중 계량) 앞둔 격투기 선수처럼 먹는 게 조금만 삐딱선 타도 큰일 나는 사람들에겐 굉장히 찜찜한 문제다.

그러니 이 방식을 하기로 했다면 이 정도는 명심해라. 열량과 영양소를 '딱' 맞춘다는 건 애당초 불가능하고, 굳이 그럴 필요도 없다. 생명체는 기계가 아니니 비슷하게만 맞춰도 큰 방향은 달라지지 않는다. 라면 한 젓가락 더 먹는다고 정상 체중의 사람이 난데없이 살이 쪄서 비만이 되지는 않는다.

그럼 구체적인 방법을 보자. 자신이 평소 먹는 식단부터 확인하고 여기서 뭘, 얼마만큼 빼거나 더할지 결정하자. 300kcal의 콜라를 매일 마시고 있다면 그것만 빼도 다이어트가 될 거다. 반대로, 평소 체중을 유지하던 사람이 운동 후에 베이글 1개와 우유 200ml를 먹으면 약 400kcal의 열량과 18g의 단백질을 더 먹게 된다.

그런데 나름 계획을 잡아서 했어도 체중이 원치 않는 방향으로 변하거나, 변화 속도가 만족스럽지 않을 수 있다. 그때 가서 더 먹거나, 덜 먹거나 조절하면 된다. 처음부터 완벽하려고 들지 마라. 식단은 잡는 것으로 끝나는 게 아니라 계속 고쳐 가야 한다. 그렇게 계속하다 보면 본인만의 체중 조절 방법을 터득하게 된다.

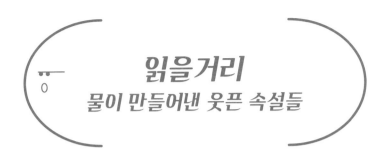

읽을거리
물이 만들어낸 웃픈 속설들

몸무게 관련 상담을 받다 보면 유독 몸의 물 때문에 벌어지는 착각이 많다는 걸 알게 된다. 그래서 영양 챕터의 마지막으로, 체중에 신경 쓰는 사람들을 착각으로 이끄는 웃픈 물 이야기들을 몇 개 솎아 봤다.

잠자기 직전에 식사하면 찐다?

자기 직전에 먹는 건 죄다 체지방으로 저장된다는 이야기가 있다. 잘 때는 쓰는 에너지가 별로 없으니 모두 체지방이 되고, 특히 탄수화물을 먹으면 살이 더 찐다는 그럴싸한 디테일까지 있다.

잠자기 직전 뭘 먹는 게 식도나 위장 건강, 혈당 관리에 어떠냐 등등 의학적인 문제는 일단 접어두자. 그리고 나서 '같은 양을 자기 전에 먹는 게 다른 때 먹는 것보다 더 살찌냐?'를 따진다면 분명 틀린 말이다. 잠잘 때는 근육의 주 에너지원인 글리코겐이 제일 왕성하게 회복된다. 글리코겐이 회복된다는 건 그만큼 몸에 물도 늘어난다는 말이다. 사실 빡세게 운동하는 사람들은 그걸 노리고 일부러 저녁에 탄수화물을 먹기까지 한다. 어쨌든 같은 음식을 저녁에 먹는다고 체지방이 '더' 붙지는 않는다.

그럼 어쩌다가 이런 믿음이 생겨났을까? 일단 사람들은 아침이나 점심보다는 저녁이나 밤에 대체로 많이 먹는다. 살찐 사람들을 보면 아침점심은 멀쩡히 먹다가 저녁에 왕창 흡입하는 사람이 많다.

그런데 이게 물과 뭔 상관이냐고? 앞서 말했듯, 탄수화물은 몸에 일시적으로 물을 잡아둔다. 탄수화물을 잔뜩 먹고 자면 아침에 얼굴이 달덩이처럼 땡땡 붓고 몸무게도 느는 게 당연하다. (다음에 나올 소금도 한몫 거든다.) 일어나 움직이면 도로 빠지지만 같은 식사를 아침이나 점심에 하면 그렇게까지 확 늘지는 않는다. 그러니 하루에도 몇 번씩 저울에 올라가는 예민한 사람들은 전날 밤에 먹고 잔 빵을 떠올리며 착각할 만도 하다.

반대도 있는데, 알코올이나 단백질은 몸에서 물을 내보낸다. 술을 마시면 화장실이 급해지고 목이 타는 게 그 때문이다. 깡소주를 먹고 잤다면 다음날 체중이 빠져 있을 것이고, 다른 것 전혀 안 먹고 고기만 먹었어도 수분이 빠져 몸무게가 일시 줄어든다.

보디빌더들이 경기 직전 저염식을 먹는 이유?

두 번째 물의 장난질은 소금과의 콤비 플레이다. 소금을 평소보다 많이 먹으면 몸에서 염분 농도를 유지하기 위해 물을 잡아두어 일시적으로 체중이 늘어난다. 반대로 소금을 갑자기 끊으면 물을 내보내서 몸무게가 줄어든다. 보디빌더나 격투기 선수처럼 체급 제한이 걸린 선수들이 저울에 올라가는 계체 직전 하루이틀 염분을 끊어서 몸무게를 줄이는 꼼수를 쓰는 것도 그 때문이다.

당연히 똑똑한 몸은 시간이 지나면 신장에서 내보내는 염분을 조절해 수분도 적절한 수준에서 맞추고, 체중도 원상복귀한다. 그러니까 소금을 적게 먹어 물이 빠지든, 많이 먹어 물이 늘든 둘 다 일장춘몽 되시겠다.

'일부의' 자칭 다이어트 전문 트레이너라는 자들은 염분을 줄여 물이 잠시 빠진 것을 체지방이 빠진 것처럼 고객이 착각하게 만드는데, 이런 싸구려 수법에 속지 마라. 염분 많은 반찬이 밥도둑처럼 밥을 더 먹게 할 수는 있어도 염분 자체가 살찌게 하는 건 아니다. 사실 운동 빡세게 하는 사람은 땀으로 나가는 걸 감안해 염분을 충분히 먹어야 한다. 체중 제한도 없는 체력검정 수험생이 뜬금없이 소금을 줄여 먹었다간 컨디션 나락으로 가고 시험은 망테크 탈 수 있다.

신장질환 등등 내과적인 문제가 있다면 염분을 조절할 필요가 있겠지만, 그런 분들은 이미 의사 선생님께 귀에 못이 박히게 들었을 테니 여기서 또 적을 필요는 없겠다. 아참, 지방을 극단적으로 적게 먹는 채식주의자도 염분은 줄여 먹는 게 좋다.

익혔더니 영양소가 늘었다고라?

생 닭 가슴살과 구운 닭 가슴살 100g 중 어느 쪽의 단백질이 많을까? 결론부터 말하면 구운 쪽이 20~30%쯤 많다. 굽는 과정에서 단백질의 오묘한 창조가 일어나 없는 단백질이 생겨났을까? 당연히 아니다. 생 닭 가슴살 130g 정도를 구우면 물이 빠져 익힌 닭 가슴살 100g이 나온다. 한마디로 영양소 밀도가 높아졌을 뿐이다.

비슷한 현상이 고구마를 구울 때도 벌어진다. 군고구마는 같은 무게의 생고구마보다 열량이 조금 높은데, 고구마를 굽는 열이 어떤 신비로운 과정을 거쳐 탄수화물로 승화한 게 아니라(농담이 아니라 정말 모 다이어트 카페의 나름 진지한 질문에 그렇게 대답한 똥덧글이 있었다.) 그냥 고구마에서 물이 날아가 무게가 줄어든 거다. 생고구마와 군고구마는 영양소 밀도가 다를 뿐이다.

그럼 조리하면 수분이 줄어서 영양소 밀도가 항상 높아질까? 그 반대도 있다. 70~100g의 쌀은 밥을 할 때 물을 흡수해 200g의 쌀밥이 된다. 물을 잔뜩 넣어 죽밥을 할지, 빡빡한 고두밥을 할지는 하는 사람 맘이다. 어쨌든 밥의 무게당 열량은 같은 무게의 쌀보다 훨씬 적다. 왜 이 이야기를 하느냐면, 필자가 언젠가 밥의 열량에 관해 적었더니 쌀의 열량을 본 분들이 이상하다거나 틀렸다고 지적하는 당황스러운 일이 한두 번이 아니어서다.

여담인데, 두부를 얼리면 단백질이 6배가 된다는(?) 눈 돌아가게 하는 기사가 있었다. 이게 사실이면 인류의 식량 문제를 해결한 공으로 노벨 생화학상과 평화상을 동시에 수상해도 모자랐을 거다.

대충 짐작했겠지만, 이것도 두부에서 물이 빠진 거다. 두부는 워낙 물이 많으니 드라마틱하게 빠져서 클릭 장사질 할 뉴스감으로는 제격이었나 보다. 뉴스라고 덮어놓고 믿지 말고 잘 가려서 보자.

읽느라 수고했다

지금까지 운동을 막 시작하려는 헬린이를 위한 오리엔테이션을 보았다. 여기에는 필자가 20년 가까이 블로그를 운영하고 상담을 받으며 본 수많은 헬린이들의 성공과 실패 사례가 담겨 있다. 더 이상의 말은 필요없을 것 같다. 대신 절대 잊어서는 안 될 세 가지만 다시 강조한다.

첫째, 운동은 머리가 아니라 몸이 한다. 완벽하게 준비한답시고 시간 낭비하지 말고 아무 거라도 해라. 빈둥거리는 것보다는 집 주변 걷기나 맨손체조라도 하는 게 100배 낫고, 잘 알고 시작하면 101배쯤 낫겠지만 중간에 허비하는 시간과 노력을 생각하면 손해다. 어떤 운동이든 시작부터 하고 고쳐 나가라.

둘째, 조급해 하지 마라. '다이어트 3일 됐는데 1kg밖에 안 빠졌어요', '열흘이나 근력운동을 했는데 왜 근육량이 안 늘었죠?' 등등은 운동 오래한 사람들 듣기엔 망언에 가깝다. 다이어트든 근육 늘리기든 적어도 한 달은 달라붙어야 변화가 보인다. 어디 가서 내놓을 만한 몸이 되려면 1~3년 이상은 봐야 한다. 몸이 그렇게 쉽게 변했다면 세상이 다 몸짱이다. 길게는 수십 년, 짧게는 몇 년 막 굴린 결과물이 지금의 내 몸이다. 그걸 한 달 만에 고치겠다니 도둑놈 심보다.

셋째, 어쩌면 이게 제일 중요할지 모르겠다. 유행과 SNS에 휩쓸리지 마라. '쉽게 근육을 만드는 마법의 운동법', '배부르게 먹고도 살이 빠지는 다이어트' 등등은 이 바닥에서 식상하다 못해 지겹게 만나는 빤한 거짓말인데도 누군가는 계속 속는다. 올해도 내년에도 분명 뭔가 등장할 테고, 홈쇼핑 광고나 건강프로, 심지어 그럴싸한 다큐멘터리를 통해 나올지도 모른다. 장담하지만 어차피 몇 년 못 간다. 그런 유행은 **검증이 될 때까지의 시차를 이용해 치고 빠지는 상술이다.**

근육은 힘을 써야 자라고, 살은 움직이는 것보다 덜 먹어야 빠진다. 이 팩트를 어떻게든 피해 보려고 머리 쓰다가 결국엔 똥볼만 찬다. 정말 그런 비법이 있다면 인류의 비만 문제 해결에 공헌한 공로로 노벨상이라도 타고 난 후에 따라 해도 된다.

자, 오리엔테이션은 다 끝났다. 이제 혼자 남아 운동에 도전해라. 필자는 이만 퇴근한다. 이 책으로 기초를 다진 후에는 《헬스의 정석》, 《다이어트의 정석》, 《홈트의 정석》 시리즈로 좀더 자세한 내용을 알기를 권한다. 그 외의 내용들은 블로그(https://blog.naver.com/kiltie999)를 방문하면 된다.

[뽀나스1] 일상적으로 먹는 식품들의 영양소

* 출처 : 식약처 외식 영양성분 자료집, 업체 홈페이지 등(업체에서 제공하지 않는 정보는 공백 처리)

외식 메뉴(밥/면류)

식당 외식 메뉴 (전국 평균치)		중량 (g)	열량 kcal	탄수화물	단백질	지방	당류
밥류	일반 김밥	200	318	57.6	7.3	6.5	0.5
	참치김밥	250	424	64.8	12.7	12.7	0.6
	볶음밥	400	773	112.7	18.8	27.5	0.9
	불고기덮밥	500	669	102.4	28.6	16.2	4.4
	비빔밥	500	707	114.8	19.9	18.6	25.7
	모둠초밥 10개	300	462	76.4	25.4	6.06	8.7
	오므라이스	450	730	112.5	21.5	21.6	10.4
	잡채밥	650	885	159.5	19.5	18.8	2.8
	카레라이스	500	672	126.0	13.5	12.7	5.0
	잡곡밥	250	390	82.3	12.0	1.3	0.3
면류	간짜장	650	825	134.2	22.3	22.0	12.2
	삼선짜장	700	804	126.5	33.6	18.1	10.2
	짜장면	650	797	133.6	19.8	20.3	7.8
	짬뽕	1000	688	100.6	28.2	19.2	3.4
	삼선짬뽕	900	662	101.7	39.6	10.8	1.1
	계란 라면	550	526	77.6	14.8	17.8	0.6
	떡라면	700	743	118.6	19.3	21.3	0.3
	고기만두	250	452	48.6	16.3	21.4	2.9
	군만두	250	685	88.1	17.5	29.2	4.2
	김치만두	250	421	57.6	15.6	14.2	3.0
	떡국	800	711	147.2	20.6	4.5	0.5

	만둣국	700	434	47.8	21.4	17.4	3.1
	떡만둣국	700	625	110.7	20.1	11.3	0.2
	막국수	550	600	114.9	21.0	6.3	23.4
	잔치국수	700	599	118.5	21.1	4.51	0.7
	열무국수	800	431	69.6	15.0	10.2	18.6
	물냉면	800	552	112.9	15.8	4.1	23.2
	비빔냉면	550	623	122.4	19.5	6.1	27.0
	쫄면	450	602	109.6	18.4	10.0	24.2
면류	비빔국수	550	618	109.9	18.8	11.5	23.6
	수제비	800	647	128.4	20.8	5.6	4.3
	해물칼국수	900	628	123.9	22.8	4.6	3.8
	닭칼국수	900	663	94.7	42.2	12.8	5.3
	쌀국수	600	320	55.1	15.6	4.2	4.3
	해물크림 파스타	500	918	87.0	30.4	49.8	8.4
	오일 파스타	400	647	89.4	19.6	23.4	1.4
	크림 파스타	400	838	73.8	21.8	50.6	9.2
	토마토 파스타	500	643	93.2	24.4	19.2	15.6
	우동(일본식)	700	422	74.2	13.4	7.9	2.5

외식 메뉴(탕/죽/찜류)

식당 외식 메뉴 (전국 평균치)		중량 (g)	열량 kcal	탄수화물	단백질	지방	당류
탕류 (밥 제외)	갈비탕	600	237	7.6	27.4	10.8	0
	곰탕*	700	580	7.4	70.1	30.0	0
	꼬리곰탕*	700	766	4.6	102.3	37.6	0
	도가니탕*	800	573	4.5	100.9	16.8	0
	된장국	166	49.4	3.5	8.3	0.3	0
	북어국	169	67.0	2.6	10.1	2.0	0
	삼계탕	1000	918	40.9	115.3	32.5	0

	선짓국*	800	337	11.0	51.1	9.9	0.1
	설렁탕*	600	420	12.6	59.6	14.6	0.3
	육개장	700	340	20.8	21.9	18.8	0.5
	순대국	800	540	17.3	43.5	33.0	0
	어묵국	600	251	34.2	18.3	4.5	2.1
	감자탕	900	960	26.9	95.9	52.0	0.8
	생선 매운탕	600	420	9.1	58.4	16.6	1.4
	돼지 김치찌개	400	243	11.9	15.1	15.0	3.0
탕류	내장탕	700	547	13.6	54.8	30.4	1.2
(밥 제외)	닭볶음탕	300	368	22.6	38.0	13.9	5.8
	동태찌개	800	368	10.4	46.2	15.7	2.6
	된장찌개	400	145	13.5	11.5	5.0	1.8
	부대찌개	600	520	47.4	26.0	25.2	3.9
	순두부찌개	400	200	7.6	14.4	12.4	1.3
	알탕	700	426	11.5	66.7	12.6	0.0
	청국장찌개	400	272	10.4	22.4	15.6	1.0
	콩비지찌개	400	248	17.9	19.4	11.0	1.3
	추어탕	700	341	20.3	24.6	18.0	0.0
	뼈해장국	1000	714	23.4	74.6	35.7	5.7
	깨죽	800	515	79.3	13.7	15.9	3.6
	잣죽	700	874	155.3	19.2	19.6	2.4
죽류	전복죽	800	591	114.3	12.6	9.3	0.2
	동지 팥죽	600	498	97.8	18.4	3.7	1.7
	호박죽	600	443	89.4	7.1	6.3	16.7
	달걀찜	250	201	4.3	17.4	12.7	0.4
	돼지고기 수육	300	1206	10.3	67.1	99.6	0.3
찜류	소갈비찜	250	495	13.1	49.9	27.0	4.3
	순대	300	548	94.9	8.0	9.9	0.9
	아구찜	400	311	17.5	48.3	5.3	0.7
	족발	150	394	5.5	39.0	24.0	0.3

* 결합조직을 재료로 한 음식(곰탕/꼬리곰탕/도가니탕/설렁탕 등)의 단백질 상당량은 체내 흡수와 활용이 안 되는 경단백질이다.

외식 메뉴(구이/전/볶음/튀김류)

식당 외식 메뉴 (전국 평균치)		중량 (g)	열량 kcal	탄수화물	단백질	지방	당류
구이류 **	갈치구이	250	481	0.4	62.0	25.8	0.4
	고등어구이	250	668	1.9	59.2	47.2	0.4
	소양념갈비	300	989	26.2	60.1	71.6	13.9
	삼겹살구이	200	920	3.3	45.6	82.4	0
	곱창구이	150	640	5.5	16.7	61.3	0.2
	닭꼬치	70	177	13.4	11.6	8.6	3.2
	돼지갈비	350	941	29.1	72.7	59.4	11.4
	소불고기	200	177	18.3	12.8	5.8	3.4
	햄버거 스테이크	200	458	20.8	27.0	29.7	5.3
	황태구이	200	438	26.9	47.8	15.4	14.2
전류	김치전	150	282	34.5	7.1	12.9	1.6
	녹두빈대떡	100	208	20.9	8.0	10.3	0.1
	동그랑땡	150	309	12.7	19.6	20	1.0
	동태전	150	268	10.5	22.6	15.0	0.2
	달걀말이	100	176	2.6	12.0	13.0	0.1
	떡갈비	250	677	29.1	43.9	42.8	8.9
	파전	150	293	34.8	6.8	14.0	0.8
	해물파전	150	276	30.1	11.0	12.4	0.4
볶음류	낙지볶음	200	187	21.7	14.9	4.5	7.6
	닭갈비	400	596	44.9	45.9	25.8	21.2
	순대볶음	400	582	76.7	20.7	21.3	5.4
	제육볶음	200	351	18.2	23.0	20.7	8.2
	떡볶이	200	304	60.5	7.6	3.5	6.8
	오징어볶음	100	121	12.6	10.5	3.2	4.7
	잡채	150	204	38.8	2.1	4.5	2.7
튀김류	닭강정	100	310	28.4	15.9	14.8	6.6
	프라이드치킨	300	903	48.8	65.2	49.7	1.5
	양념치킨	300	828	63.4	53.3	40.2	18.8

튀김류	등심돈가스	200	624	38.5	33.0	37.5	3.7
	치즈돈가스	250	755	41.8	42.0	46.7	3.6
	생선가스	200	653	46.6	24.3	41.1	2.0
	탕수육	200	457	51.8	17.5	19.9	17.1

** 육류는 구우면 수분이 빠져 나와 생것 상태보다 단위 중량당 열량과 영양소 밀도가 높아진다.

외식 메뉴(떡/기타 간식류)

식당 외식 메뉴 (전국 평균치)		중량 (g)	열량 kcal	탄수화물	단백질	지방	당류
떡류	가래떡	100	208	47.5	3.8	0.3	0
	송편	100	224	45.0	4.9	2.7	1.1
	모듬 찰떡	100	223	47.4	5.7	1.2	4.6
	백설기	70	160	36.8	2.6	0.3	5.0
	시루떡	100	217	47.5	5.5	0.6	3.2
	인절미	100	221	45.4	5.7	1.9	1.9
기타 간식	콤비네이션 피자	200	477	64.9	26.8	12.3	7.8
	치즈 피자	200	553	71.2	31.4	15.8	6.8
	포테이토 피자	250	628	71.6	28.0	25.5	8.5
	팥빙수	400	479	86.3	12.4	9.4	60.7
	스타벅스 카라멜 프라푸치노(톨)	355	300	–	4	–	39
	감자튀김	150	460	56.4	5.5	23.6	0.4
	맥모닝 에그머핀	139	291	–	18	–	4.1
	맥도날드 빅맥	213	514	–	56	–	7.0
	버거킹 와퍼	278	619	–	29	–	10.5
	KFC 징거버거	203	378	–	21	–	2.0
	맘스터치 싸이버거	200	506	–	23	–	3.0

기타 간식	롯데리아 불고기버거	154	390	–	17	–	8.0
	던킨 도너츠 던킨 글레이즈드	45	210	–	3	–	7.0

주요 농산물

농산물 (생것)		중량 (g)	열량	탄수화물	단백질	지방	GI (가공/조리)
쌀	백미	100	345	79.5	6.4	0.4	76(밥)
	현미	100	348	70.6	10	2.7	62(밥)
	찹쌀	100	359	81.9	7.4	0.4	88(밥)
콩	대두	100	409	33.0	36.2	14.7	20(삶은 것)
	강낭콩	100	350	64.0	21.0	1.0	40(베이크빈)
귀리(오트밀)		100	348	64.9	13.2	8.2	55(오트밀)
보리(압맥)		100	316	74.4	9.3	1.8	66(압착)
호밀(가루)		100	351	75.8	8.5	1.6	62(100% 빵)
통밀(가루)		100	372	71.5	11.9	1.6	69(100% 빵)
옥수수(전체)		100	142	29.4	4.9	1.2	65(삶은 것)
고구마		100	131	31.1	1.4	0.2	75(찐 것)
감자		100	53	16.1	1.9	0.0	80(찐 것)
바나나		100	79	21.9	1.1	0.1	54(생것)
사과		100	49	14.4	0.2	0.0	38(생것)
귤		100	40	10.5	0.5	0.1	43(생것)
포도		100	54	15.0	0.7	0.1	46(생것)
딸기		100	34	8.9	0.8	0.2	41(생것)
아보카도		100	187	6.2	2.5	18.7	15(생것)
볶은 땅콩		100	572	19.9	28.5	46.2	15(볶은 것)
호두		100	693	7.9	15.5	72.0	15(생것)
건조 아몬드		100	583	20.1	23.4	50.0	15(말린 것)
단호박		100	70	18.0	1.7	0.2	75(찐 것)

		100	16	4.3	1.0	0.2	15(생것)
토마토		100	16	4.3	1.0	0.2	15(생것)
꿀		100	294	79.7	0.2	0	61(생것)

육류와 어패류

육류 어패류		중량 (g)	열량 (kcal)	탄수화물	단백질	지방	포화지방
닭	가슴살	100	98	0	23.0	1.0	0.3
	날개	100	218	0.2	17.5	15.2	3.2
	다리	100	144	0	19.4	7.7	2.3
오리	전육	100	330	0.1	19.0	27.6	10.0
	살코기	100	142	0	17.7	8.1	2.8
돼지	전지	100	185	0	16.3	12.3	4.4
	삼겹살	100	330	0.5	17.2	28.2	9.7
	목살	100	214	0	17.2	16.4	5.9
	사태	100	146	0	19.8	7.7	2.8
소 등심	1++	100	286	0	16.9	22.8	9.0
	3등급	100	109	0	21.3	2.9	–
소 채끝	1++	100	258	0	17.8	21.0	7.2
	3등급	100	105	0	22.4	2.0	–
소 우둔	1++	100	152	0	21.2	7.8	3.0
	3등급	100	96	0	22.5	1.0	–
양고기		100	224	0.1	18.8	15.3	6.9
계란		60	78	2.0	7.5	4.4	1.5
오징어		100	87	0.2	18.8	1.4	0.4
명태/동태		100	74	0	17.5	0.7	0.2
대구		100	79	0.3	19.5	0.3	0.1
고등어		100	172	0	20.2	10.4	2.9
삼치		100	104	0	20.1	2.9	0.8
바지락		100	70	3.2	12.3	0.9	0.2
굴		100	93	5.1	10	3.6	0.7

[뽀나스2] 근력운동에는 어떤 게 있을까?

아래는 널리 알려진 근력운동들의 일람표다. 당장은 이름을 외울 필요도 없고, 실제로 근력운동을 하게 될 때 확인하면 된다.
여기서는 헬스장에서 운동을 할 때, 근육 크기나 근력을 발달시키는 관점으로 중요도를 판별했다. 홈 트레이닝이나 운동선수처럼 특별한 기능 발달이 필요한 경우, 재활운동 등에는 적용되지 않는다.

★★ : 초보 때부터 반드시 훈련해야 하는 운동이다. 여기 해당하는 운동은 주당 1~2회는 반드시 해야 한다. 턱걸이 같은 운동은 사람에 따라선 '아예 한 개도 못 할' 수도 있는데, 이때는 대체 운동이라도 해야 한다.
★ : 중요도가 다소 높은 종목이다. 처음부터는 안 하더라도 초보 단계를 넘어서려면 한 번쯤 연습해야 한다. 매 트레이닝마다 할 필요는 없지만 최소한 주기적으로 연습해 몸에 익혀 두는 게 좋다.
☆☆ : 중요한 종목들을 대신하거나 보조하는 종목이다. 중상급자 이상이거나 해당 부위가 발달이 더디다면 시도한다. 초보 일반인이라면 굳이 안 해도 된다.
☆ : 중요도도 낮고, 굳이 안 해도 되는 운동이다.

다리/힙 운동

부위		명칭		주 활용 근육	특징
다리 / 힙	복합	스쿼트 ★★	백 Back	다리 전체, 엉덩이, 코어 전반	하이바 스쿼트 : 하체 전반을 집중 단련 로우바 스쿼트 : 허리를 포함해 몸 후면에 더 집중
			프론트 Front	대퇴사두근 위주 다리 전체, 엉덩이, 흉추	백 스쿼트에 비해 하체 전면에 주력함.
			덤벨	다리 전체, 등 상부, 엉덩이, 악력	허벅지에 특히 주력하는 운동
			맨몸	다리 전체	스쿼트 초보 기본 훈련

부위			명칭	주 활동 근육	특징
다리 / 힙	복합		런지 ★☆	다리 전체, 엉덩이	하이바 스쿼트보다 하체 후면 비중이 큼. 달리기, 사이클 등 실전 경기종목에 유용함.
			레그프레스 ★	다리 전부	허리 등 상체 문제로 스쿼트가 어려울 때 대용 운동
			힙쓰러스트 힙브릿지 ☆☆	엉덩이,햄스트링	하체를 매우 적게 쓰면서 엉덩이에 주력하는 운동
			굿모닝 ☆	엉덩이, 햄스트링, 코어	부상 위험이 다소 커 초보자에겐 권하지 않음.
	고립		레그 익스텐션 ☆☆	대퇴사두	하기 쉬운 운동이지만 무릎 인대에 부담이 많이 실릴 수 있음.
			레그컬 ☆☆	햄스트링	레그 익스텐션처럼 무릎 상태에 따라 주의해야 할 때도 있음.
			덩키킥(킥백) ☆	엉덩이, 햄스트링	다리를 굽히거나 펴서 자극 조절 가능. 힙쓰러스트보다 쉬워 여성들이 선호함.
			카프레이즈 ☆☆	종아리	종아리를 가늘게 하는 운동이라고 거꾸로 생각하는 경우가 많음.

등/가슴 운동

부위			명칭	주 활동 근육	특징
등 / 상체 후면	복합		턱걸이 ★★	등 상부, 중앙 전체	로우와 함께 등의 기본 운동.
			랫풀다운 ★☆	등 상부, 중앙 (광배근 위주)	턱걸이가 어려울 경우에 대용 운동

등 / 상체 후면	복합	벤트오버 바벨로우 ★☆	등 상부, 중앙 코어	턱걸이와 함께 등의 기본 운동.
		덤벨로우 ★	광배근 위주의 등 전체	
		인버티드 로우 ★	광배근, 코어	기구를 쓰는 로우가 힘들 때 대용 운동으로 많이 함.
		머신/케이블 로우 ☆☆	광배근	T바 로우는 바벨로우와 머신 로우의 중간 형태.
		루마니안 데드리프트 ★	광배근, 엉덩이, 코어, 햄스트링	뒤에 나올 데드리프트와 이름은 비슷하지만 다른 운동이다. 자세에 따라 여러 버전으로 다양한 부위 자극이 가능.
		쉬러그 ☆	승모근, 등 상부	체형에 따라선 목이 짧아 보일 수도 있으므로 하기 전에 고려하자.
	고립	스트레이트 암 풀다운 ☆	광배근	광배근'만' 단련하는 드문 고립운동.
가슴 / 상체 전면	복합	바벨 벤치프레스 ★★	대흉근 전체, 삼각근, 삼두근	평평한 벤치에서 실시하는 플랫 벤치프레스가 기본. 몸을 앞으로 세우고 하는 인클라인(윗가슴 단련)과 뒤로 기울여 하는 디클라인이 있다. 디클라인은 요즘 잘 안 함.
		덤벨 벤치프레스 ★☆	대흉근, 삼각근, 삼두근	바벨 벤치프레스보다 운동 범위가 커서 근육 부피를 단련하려는 사람에게 유리함.
		체스트프레스 ☆☆	대흉근, 삼각근, 삼두근	바벨 벤치프레스 대용 운동
		푸시업 ★☆	대흉근, 삼각근, 삼두근, 코어	손 간격이 넓을수록 어깨가 크게 관여함.

가슴 / 상체 전면	복합	딥스 ★	대흉근, 삼두근, 전면 삼각근	몸을 세울수록 삼두근이 크게 관여함.
		풀오버 ☆	대흉근, 전거근	요즘은 잘 안 함.
	고립	덤벨/머신/ 케이블 플라이 ☆☆	대흉근, 오훼완근	가슴을 앞으로 모아주는 보조 운동.

어깨/팔 운동

부위		명칭		주 활동 근육	특징
어깨	복합	바벨 오버헤드 프레스 ★★		삼각근, 승모근, 삼두근, 대흉근 상부	어깨의 기본운동
		덤벨 오버헤드 프레스 ★☆		삼각근, 승모근, 삼두근, 대흉근 상부	바벨 버전보다 운동 범위가 넓고 측면삼각근을 자극하기 쉬움.
		업라이트 로우 ☆		승모근, 삼각근	안전성 논란이 있으니 덤벨이나 컬바를 쓰자.
		페이스풀 ☆☆		등 상부, 후면/측면 삼각근	손을 위로 들수록 등 상부에, 손을 귀 옆으로 두면 삼각근에 자극이 커짐.
	고립	레이즈	프론트 ☆	전면 삼각근	덤벨도 가능하나 케이블이나 머신 추천
			사이드 ☆☆	측면 삼각근	
			벤트오버 ☆☆	후면 삼각근	
팔	이두근 / 상완근	바벨컬, 덤벨컬 ★		이두근 전체	팔꿈치가 몸 옆에 위치함.
		컨센트레이션컬, 프리쳐컬, 컬바컬 등 ☆☆		이두근 단두 (안쪽)	팔꿈치가 몸 앞에 위치함.

팔	이두근 / 상완근	드래그컬, 인클라인컬 등 ☆☆	이두근 장두 (바깥쪽)	팔꿈치가 몸 뒤에 위치함.
	삼두근	오버헤드 익스텐션 ☆☆	삼두근 장두 위주	팔꿈치가 머리 옆에 위치함.
		프레스다운 삼두 킥백, 삼두딥스 ☆☆	삼두근 내/외 측두 위주	팔꿈치가 옆구리 옆 / 뒤쪽에 위치함.
		클로즈그립 벤치, 라잉 익스텐션, 스컬크러셔 ★	삼두근 전반	팔꿈치가 몸 앞에 위치함.
	전완	해머컬 ☆☆	완요골근, 이두근	뉴트럴 그립에서 팔을 굽히는 기능
		리스트컬, 악력기 ☆	전완 전체 (손바닥쪽 위주)	손을 쥐는 기능 위주
		리버스 리스트컬 ☆	전완 전체 (손등쪽 위주)	손을 펴는 기능 위주

복근/전신 운동

부위	명칭	주 활동 근육	특징
복근 / 코어	싯업 ★	복직근, 복사근 장요근, 대퇴직근	몸을 비트는 오블리크 버전에서는 복사근 비중이 다소 커짐.
	크런치 ★	복직근, 복사근	
	레그레이즈 ★	복직근, 복사근	
	리버스 크런치 ★	복직근, 복사근	
	플랭크 ☆☆	코어 전반	근육 선명도보다는 허리의 지지력을 단련하는 운동
	백익스텐션 ★	등 하부	
	롤아웃 ☆☆	코어 전반	

복근 / 코어	사이드벤드 ☆	요방형근. 복사근	과거에 많이 유행했으나 최근에는 거의 안 함.
전신	데드리프트 ★★	전신	스트렝스성 훈련 (단순근력 운동)
	클린/스내치/저크 (역도)	전신	파워 트레이닝(가속력 운동) 전문 선수 등이 폭발적인 파워를 높일 때 유용하나 배우기가 어려움.

헬스는 쪼렙입니다만

초판 1쇄 인쇄 2022년(단기 4355년) 12월 27일
초판 1쇄 발행 2023년(단기 4356년) 1월 5일

지은이 | 수피
펴낸이 | 심남숙
펴낸곳 | ㈜한문화멀티미디어
등록 | 1990. 11. 28 제21-209호
주소 | 서울시 광진구 능동로43길 3-5 동인빌딩 3층 (04915)
전화 | 영업부 2016-3500 편집부 2016-3507
홈페이지 | http://www.hanmunhwa.com

운영이사 | 이미향
편집 | 강정화 최연실
기획 · 홍보 | 진정근
디자인 제작 | 이정희
경영 | 강윤정 조동희
회계 | 김옥희
영업 | 이광우

만든 사람들
책임 편집 | 강정화 디자인 | 풀밭의 여치blog.naver.com/srladu 본문 그림 | 박초은

인쇄 | 천일문화사

ISBN 978-89-5699-441-3 03510